成功に導く
エンドの
イニシャル
トリートメント

抜髄根管を感染根管にさせない
Evidence & Technique

牛窪 敏博
Toshihiro Ushikubo

医歯薬出版株式会社
http://www.ishiyaku.co.jp/

This book was originally published in Japanese
under the title of :

SEIKO NI MICHIBIKU ENDO NO INISYARUTORITOMENTO
BATSUZUIKONKAN WO KANSENKONKAN NI SASENAI EBIDENSU ANDO TEKUNIKKU
(Key to success in endodontic initial treatment
For prevention of retreatment-Evidences and Techniques)

USHIKUBO, Toshihiro
 U'z Dental Clinic

© 2016 1st ed.

ISHIYAKU PUBLISHERS, INC.
 7-10, Honkomagome 1 chome, Bunkyo-ku,
 Tokyo 113-8612, Japan

序　文

　日本におけるエンドの臨床的技術レベルは，先進国の中ではいまだに高いとは言えないであろう．形を作って詰めるといった，いわゆる作業としか考えていない歯科医師もいるのではないだろうか．ほとんどすべての歯科医師は保険診療の恩恵を受けているが，ことエンドについては，その恩恵はかなり少ない．この厳しい環境において，"患者のためによりよい治療を"と考えることはかなり難しいかもしれない．しかし，このような時代こそ，ぜひ考え直してほしい．「歯科医院の冬の時代」と言われて数年が経つが，さして貧困状態の歯科医院の噂をあまり耳にすることもない．つまり，マスコミが取りあげるほど劣悪な環境ではないはずである．もちろん，40年以上も前から比べるとかなり歯科医院の数は増えているが，それなりに上手く共存共栄しているように見受けられる．この状態がどれほど続くのかわからないが，これ以下にはならないと筆者は考えている．だからこそ先行投資で何か患者のプラスになるように考えてほしい．

　"エンドは感染症を取り扱っているのだ"という認識を高め，滅菌や無菌的処置への投資や作業効率を考えた根管治療システムへの投資を見据えてほしい．これらはやがて自分自身の臨床に必ずプラスとして反映されるはずである．年間に買い物や外食をしないという人は，われわれの業界ではおそらくいないであろう．ほんの少し欲を我慢し，ほんの少し何かに投資することにより，歯科医療に対する考え方も変わるのではないだろうか．そのような思いをもちながら本書を熟読していただけると，幸甚である．そして，いつの日か日本のエンドが世界をリードすることを願っている．

2016年10月

牛窪　敏博

成功に導くエンドのイニシャルトリートメント

Introduction 日本ではなぜ再治療が多いのか？ …… 6
    イニシャルトリートメントの重要性

CHAPTER I 抜髄前になすべきこと …… 12

 1 その歯は本当に抜髄処置が必要なのか？ …… 14
  歯髄・根尖部周囲組織の診査・診断

 2 根管治療を行う前になすべきことは？ …… 20
  事前説明，ラバーダム防湿，術野の消毒，隔壁作製

  COLUMN 保険診療でも活きる根管治療の時間のかけ方 …… 27

 3 覆髄はどのような場合に，どのように行うのか？ …… 28
  抜髄か，覆髄か

CHAPTER II 根管からの細菌除去 …… 38

 1 根管形態はイメージできているか？ …… 40
  エンドの臨床に必須な根管解剖

 2 感染根管にしないための根管形成法とは？ …… 54
  抜髄根管の根管形成法

 3 根管形成中の偶発症の予防と対応はできているか？ …… 66
  偶発症でパニックに陥らないための術

 4 根管洗浄は何をどのタイミングで用いるべきか？ …… 78
  根管内の起炎因子の排除に必須な根管洗浄

 5 その根管貼薬は科学的根拠に基づいているのか？ …… 88
  根尖部周囲組織の治癒促進を目的とした根管貼薬

 6 根管治療中の仮封は適切に行えているか？ …… 96
  臨床的な操作性と封鎖性を考えた仮封

 CHAPTER II 根管からの細菌除去のまとめ …… 98

CHAPTER III 根管系の封鎖 ……… 100

1 根管充填をどのように考えるべきか？ ……… 102
　根管充填の戦略

2 根管充填をどのように実践していくのか？ ……… 112
　根管充填の実際

3 根管充填後の最適な修復処置とは？ ……… 124
　根管治療の予後に影響する修復処置

Initial Treatment の疑問に答える ……… 134

COLUMN NiTi ロータリーファイルのコストと破折 ……… 141

索引 ……… 142

◆ 付録動画コンテンツについて
本書に関連した動画を以下の方法にてインターネット上で視聴することができます．

≪方法 1．パソコンで視聴する≫
以下のサイトにアクセスし，該当項目をクリックすることで動画を視聴することができます．
URL：http://www.ishiyaku.co.jp/ebooks/461280/

[動作環境]
Windows 7 以上の Internet Explorer 最新版
MacOS 10.7 以上の Safari 最新版

≪方法 2．スマートフォン・タブレットで視聴する≫
紙面に掲載している QR コードを読み取ることで動画を視聴することができます．

[動作環境]
Android 4.4 以上の Chrome 最新版
iOS 6 以上の Safari 最新版
※フィーチャーフォン（ガラケー）には対応しておりません．

◆ 注意事項
お客様がご負担になる通信料金について十分にご理解のうえご利用をお願いします．
動画コンテンツを無断で複製・公に上映・公衆送信（送信可能化を含む）・翻訳・翻案することは法律により禁止されています．

◆ お問い合わせ先
以下のお問い合わせフォームよりお願いいたします．
URL：https://www.ishiyaku.co.jp/ebooks/inquiry/

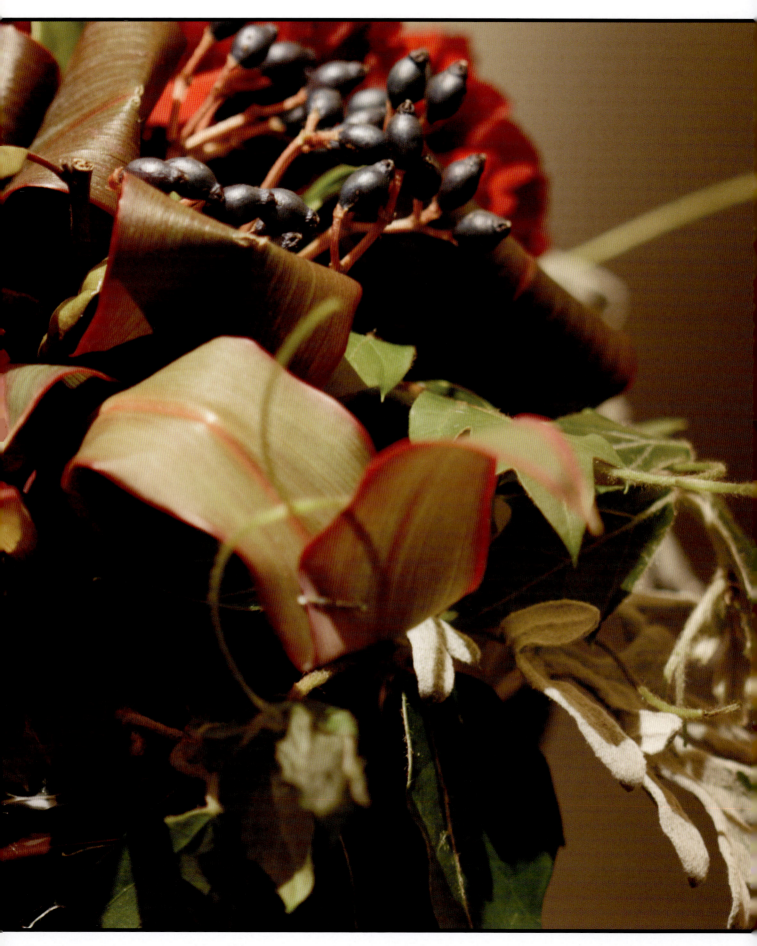

Introduction
日本ではなぜ再治療が多いのか？

　卒後間もない頃，筆者は再根管治療を楽と感じ，抜髄には手間と時間がかかり，苦手意識もあった．特に大臼歯の抜髄は冷や汗をかきながら行っていたことを覚えている．その理由としては，麻酔が奏功しない可能性，術後疼痛の可能性，根管形成や根管充填の手技などに不安があったためである．しかし，これは経験が浅い歯科医師だけではなく，ベテランの方でも感じていることなのかもしれない．

　本書は一人でも多くの歯科医師にとって，抜髄がもっと身近な処置となり，高い成功率を得るには如何にすべきかをまとめたものである．また，診査診断から治療方針，処置方法そして結果考察をルーティンで手際よく行えるよう多くの写真や参考症例を提示し，動画による解説も加えた．最初となるIntroductionでは，なぜ日本では再治療が多いのか，そして抜髄を含むイニシャルトリートメントがなぜ重要なのかを考察してみる．

Introduction イニシャルトリートメントの重要性

再治療が多い理由

　日々の臨床で抜髄症例と再根管治療症例ではどちらが多いであろうか？　筆者は歯内療法専門医であるので，再根管治療が多い．一般的にイニシャルトリートメント（抜髄処置等）の成功率が高ければ，再根管治療の頻度が少なくなり，カリエスによる抜髄や壊死症例の根管治療が歯内療法の大半になる．しかし実際はそうではなさそうである．

　では，なぜ日本の臨床現場で再治療のほうが多いのであろうか？　この点に関して，筆者は術者と患者の双方に問題があると考えている．

1. 患者サイドの問題

　まず患者サイドであるが，"安くて，早くて，痛くない治療"が最高の治療と考えている方がたいへん多い．国民皆保険の恩恵で，多くの医療は一部負担金で治療が受けられ，歯科治療においてもインプラント治療や矯正治療（一部の顎矯正を除く）等を除けば同じである．特に根管治療は神経治療や根っこの治療というような表現で患者に広く伝わっている．以前まで治療時間は1回あたり10～20分程度と短いが，治療回数は5～6回が当たり前で，多い場合には10回ぐらいにわたって行われていた．現在では少し様相が変わってきているのかもしれないが，やはり手間取ったり予約が立て込むと自ずと治療回数は増えていく傾向にあると思われる．この短く回数が多い治療が本来の根管治療であると勘違いしている患者がいまだに存在している．かなり前の話ではあるが，患者から「先生，日本式の根管治療をしてください」と言われ，思わず患者に「どういう意味ですか？」と聞いてみた．すると「治療回数をもっと多くしてください．以前の先生は週2回ぐらいの治療で，10回ぐらい薬を変えてくれるような丁寧な治療をしてくれました」と答えた．まさに驚きである．筆者も大学卒業後間もない頃に失活抜髄を行った経験があり，この時代ではそれが当たり前で治療回数もかなり多かったと記憶している．患者は"安くて早く，徐々に失活させる抜髄"を今でも覚えている可能性

がある．現在行っている麻酔抜髄や根管治療での麻酔は，やはり針で刺すイメージが強く，痛みがあるという記憶が強く残っている．したがって，このような昔の治療の問題点を治療開始前に患者に十分説明し教育していく必要があり，患者のもっている根管治療のイメージを変えていかないと，われわれが望んでいる治療は実践できない．

2．歯科医師サイドの問題

　根管治療の基本は無菌的治療であり，その重要性を先人から聞いているにもかかわらず，歯科医師の勝手な理由でこれを無視し，自分なりのスタイルで治療していることが問題の一つとしてあげられる．よく聞くのが「ラバーダムをしてもしなくても治療成績に差がない」と断言される歯科医師もいる．個人的には，その研究を教えていただきたいものである．また，インプラントの臨床研究のように，他の研究者が行った成績を自分自身の臨床結果のようにHPや口頭で述べているのではないであろうか？　本当に自身の臨床成績を数年単位で調査されているのであろうか？　甚だ疑問である．おそらく個人的な長年の臨床感覚でそのように言っている場合が多いように思われる．

　また，保険点数が非常に低く，採算が取れないと考えて妥協的に治療を行っていたり，そこそこの内容で終了していることも問題として考えられる．まずはカリエスで充填し，症状が出たために抜髄，次に再度症状が出ると再根管治療で，ダメになったら抜歯して欠損補綴治療という1つの歯で4回の治療が請求できると考え，真剣に治療すると，このサイクルが回らないと考える歯科医師もいまだに少なからず存在していると聞く．本当に残念である．これでは患者から信頼されることはない．

症例から見えること

　「いかなることも最初が肝心」といわれているが，根管治療も同じであり，イニシャルトリートメントすなわち抜髄処置（失活歯髄症例も含む）は非常に重要で注意深く行わなくてはならない．

　しかし現状はどうであろうか．**Case 1**に示すように初診で来られた患者のパノラマX線写真を撮影すると，多くの根管治療が施され，またそれらの多くの歯牙は根尖病変を有していることが多い．これは筆者だけではなく，多くの歯科医師が臨床現場で体験していることであろう．本当に残念であり，これでは治療を行っているのか，歯を悪くしているのかわからない．筆者が大学を卒業した頃は，多くの患者が診療所に押し寄せ十分な時間も取ることができず，満足のいく治療を提供することはできなかった．もちろん，そのような状況のなかでも素晴らしい治療を提供されていた歯科医師も存在したと思うが，筆者はできなかった．しかし，現在ではそのような状況は少なくなったと感じている．では，どうしてこのような患者がいまだに存在するのであろうか．おそらく旧態依然の方法で十分であり，保険点数の低い根管治療に多くの時間や労力を費やすことは無駄で，早期に補綴処置に移行して保険点数を確保することを優先させたい，というのが理由ではないだろうか．国民の口腔内にこれだけ根尖病変が存在しているのは，先進諸国のなかでトップクラスであると考えてよい．

イニシャルトリートメントの重要性

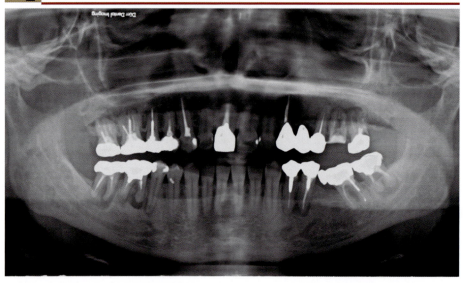

Case 1 多数の根尖病変を有している症例

1-1 大臼歯のすべてに根管治療が行われており，そのすべてに根尖病変が発生している．また，多くの歯牙には破折器具も見られる．治療なのか，破壊なのか？

　では，**Case 2**はどうであろうか．患者は14歳の女子で，「7」のカリエス治療で近医を受診し，抜髄処置を受けた．そして，「このまま補綴処置を行う」と担当医から伝えられたそうである．読者の皆さんはどのように思われたであろうか．本当にこれで良いのか？　自分自身の子どもでもこのような治療を行うのか？　非常に考えさせられた症例である．もちろん，これが現状のすべてではないが，少なからずこのような症例を見かける．できればこれからはもっと根管治療と真剣に向き合っていただきたい．

イニシャルトリートメントの重要性

　イニシャルトリートメントは，再治療に比べて成功率が高いことは多くの論文が示しているとおりである．イニシャルトリートメントでは細菌が根管内にあまりいない状態，またはいたとしても除去しやすい環境から治療を開始するので，無菌的アプローチを行えば誰が考えても成功率が高いことは想像がつく．一方，再治療は治療の複雑性から成功率にはさまざまな報告がなされているが，根尖病変の存在と根管解剖学的な形態破壊の有無が治癒にかなりの影響を及ぼす．つまり，できるかぎりイニシャルトリートメントを注意深く行い，再治療歯にさせないことが非常に重要である．

　それでは日本の現状はどうであろうか．**図1**に示すように須田[1]の報告によると，日本での根管治療は抜髄症例よりも感染根管治療すなわち再治療のほうが多く，いかにイニシャルトリートメントの成功率が低いのかが推察できる．海外では90％以上の成功率が報告されており，しかもこれらの多くは専門医ではなく歯学部生もしくは大学院生での成績である[2〜7]．日本ではおそらくその半分以下であろう．仮に日本におけるイニシャルトリートメントの成功率が欧米なみに80％とすれば，残りの20％の失敗，

Case 2 真剣に向き合っているのだろうか

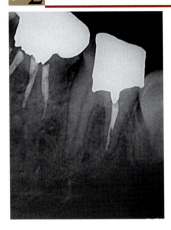

2-1 2014年に初診で来院された14歳，女子．患歯は7⏋で，カリエスの治療で近医を受診し，抜髄処置を受けた．遠心根のみに根管充填がなされており，このままクラウンの印象が行われたという．抜髄後にはかなりの疼痛があり，本人および保護者も心配になり，治療内容への疑問をもち知人からの紹介にて来院

平成21年保険診療請求回数（永久歯，全国）	
月間（6月）審査分	年間（H21）審査分（推計）
抜　髄　500,387	6,004,644
感根処　624,709	7,496,508
	計　13,501,152 件
	2010年7月15日公表
	年間回数は同年6月のデータより推計

図1　平成21年保険診療請求回数（永久歯，全国）（須田2011[1]）

　外傷による失活歯，カリエス治療の失敗による失活歯，不適切な歯冠修復処置によるコロナルリーケージ，歯根破折などが発生したとしても，イニシャルトリートメントの件数よりもこれほど感染根管治療の件数が多くなることはないはずである．すなわち，イニシャルトリートメントの成功率がかなり低いため，このような現象が起こっていると考えられる．今後の問題はイニシャルトリートメントの成功率を上げて再治療の頻度を下げることである．

　本書はこのような観点から，エンドのイニシャルトリートメントにおいて抜髄症例を感染根管症例にさせないためのエビデンスとテクニックについてまとめたものである．本書が読者の先生方の一助となり，少しでも日本における再治療の頻度が下がれば幸いである．

文　献

1) 須田英明．わが国における歯内療法の現状と課題．日歯内療誌．2011; **32**(1): 1-10.
2) Sjogren U, Hagglund B, Sundqvist G, Wing K. Factors affecting the long-term results of endodontic treatment. *J Endod*. 1990; **16**(10): 498-504.
3) Ng YL, Mann V, Rahbaran S, Lewsey J, Gulabivala K. Outcome of primary root canal treatment: systematic review of the literature - part 1. Effects of study characteristics on probability of success. *Int Endod J*. 2007; **40**(12): 921-939.
4) Friedman S, Abitbol S, Lawrence HP. Treatment outcome in endodontics: the Toronto Study. Phase 1: initial treatment. *J Endod*. 2003; **29**(12): 787-793.
5) Farzaneh M, Abitbol S, Lawrence HP, Friedman S; Toronto Study. Treatment outcome in endodontics-the Toronto Study. Phase II: initial treatment. *J Endod*. 2004; **30**(5): 302-309.
6) Marquis VL, Dao T, Farzaneh M, Abitbol S, Friedman S. Treatment outcome in endodontics: the Toronto Study. Phase III: initial treatment. *J Endod*. 2006; **32**(4): 299-306.
7) de Chevigny C, Dao TT, Basrani BR, Marquis V, Farzaneh M, Abitbol S, Friedman S. Treatment outcome in endodontics: the Toronto study - phase 4: initial treatment. *J Endod*. 2008; **34**(3): 258-263.

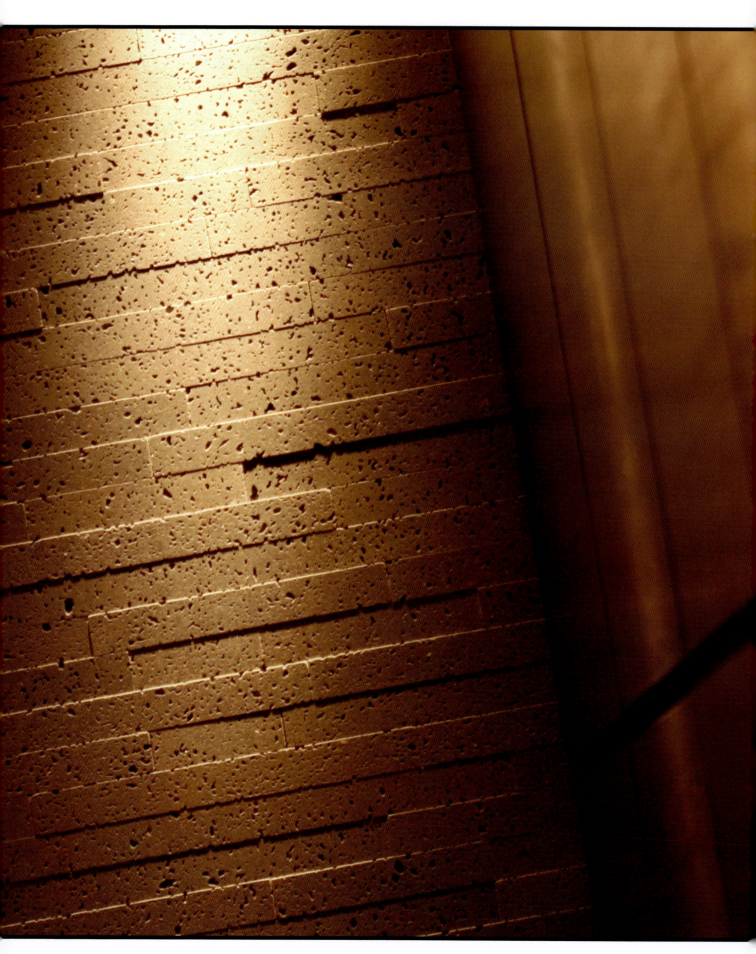

CHAPTER I

抜髄前になすべきこと

　診査を行い，診断する．当たり前のことではあるが，実際の臨床の現場でしっかりと行われていないのが現状である．適切な診査から確定的な診断を行うことができればブレはないであろうが，治療方針に関しては術者の考え方や患者の意向により多少変わってくる．しかし，この診査方法や診査手技を理解していないと間違った方向に舵をとることになる．そのためにも何を診ているのかを確認していただきたい．また術前には，患者にしっかりとした説明を行い，治療に対する不安などを和らげたり，治療への理解を図るとともに，無菌的治療を行える環境を整備すべきである．そして，歯の予後のためにも残せる歯髄は残し，安易な抜髄は避けることが重要である．

I-1 その歯は本当に抜髄処置が必要なのか？

歯髄・根尖部周囲組織の診査・診断

診査・診断の重要性

　実際の臨床では診査・診断を行わない歯科医師はいないはずであるが，本当にしっかりと日々の臨床で行っているか，もう一度再確認してほしい．根管治療の診断は，歯髄の診断と根尖部周囲組織の診断の2つに分けて行う．保険診療ではPulの診断で抜髄となるが，臨床では抜髄であっても根尖部周囲組織の診査は必ず行う．歯髄の診査にはX線診査はもちろん，EPT（電気的歯髄診），温度診（冷温診，温熱診）を行い，根尖部周囲組織の診査には打診，触診（圧痛），プロービングが行われる．

　歯髄の診断（図1）には，ノーマル，可逆性歯髄炎，不可逆性歯髄炎，歯髄壊死，外傷やカリエスによる露髄に伴う症状のない不可逆性歯髄炎，歯髄保存療法済み歯，既根管充填歯がある．根尖部周囲組織の診断は，ノーマル，症状のある根尖性歯周炎，症状のない根尖性歯周炎，急性または慢性根尖膿瘍，硬化性骨炎に分けられる．この診断が重要であり，日々の臨床では確定診断がつかない場合もあるが，その時は暫定的診断に止めておき，決して治療を急がないことが大切である．最も問題となるのは診断がつかないにもかかわらず治療を開始してしまい，引くに引けなくなってしまうことである．良かれと思って始めた治療が仇になることもあり，この点については十分注意すべきである．

> **硬化性骨炎**
> 　根尖周囲組織に骨が増殖してX線不透過性の領域が出現すること．根管系からの弱い刺激が長期にわたって根尖組織を刺激することによって起こる
> （歯内療法学専門用語集より）

各診査の目的と信頼度そして注意点

　筆者はまず問診から口腔内所見の記録，そしてX線撮影を行い，その後に歯髄の診査，根尖部周囲組織の診査を行うようにしている．また，確実なコントロール歯を選択し，その歯牙からテストを行い，その後に疑わしい歯牙のテストを行うようにしている．これは術者の先入観をなるべく排除するためである．

Pulpal	
Normal pulp	A clinical diagnostic category in which the pulp is symptom-free and normally responsive to pulp testing.
Reversible pulpitis	A clinical diagnosis based on subjective and objective findings indicating that the inflammation should resolve and the pulp return to normal.
Symptomatic irreversible pulpitis	A clinical diagnosis based on subjective and objective findings indicating that the vital inflamed pulp is incapable of healing. Additional descriptors: lingering thermal pain, spontaneous pain, referred pain.
Asymptomatic irreversible pulpitis	A clinical diagnosis based on subjective and objective findings indicating that the vital inflamed pulp is incapable of healing. Additional descriptors: no clinical symptoms but inflammation produced by caries, caries excavation, trauma.
Pulp necrosis	A clinical diagnostic category indicating death of the dental pulp. The pulp is usually nonresponsive to pulp testing.
Previously treated	A clinical diagnostic category indicating that the tooth has been endodontically treated and the canals are obturated with various filling materials other than intracanal medicaments.
Previously initiated therapy	A clinical diagnostic category indicating that the tooth has been previously treated by partial endodontic therapy (eg, pulpotomy, pulpectomy).

Apical	
Normal apical tissues	Teeth with normal periradicular tissues that are not sensitive to percussion or palpation testing. The lamina dura surrounding the root is intact, and the periodontal ligament space is uniform.
Symptomatic apical periodontitis	Inflammation, usually of the apical periodontium, producing clinical symptoms including a painful response to biting and/or percussion or palpation. It might or might not be associated with an apical radiolucent area.
Asymptomatic apical periodontitis	Inflammation and destruction of apical periodontium that is of pulpal origin, appears as an apical radiolucent area, and does not produce clinical symptoms.
Acute apical abscess	An inflammatory reaction to pulpal infection and necrosis characterized by rapid onset, spontaneous pain, tenderness of the tooth to pressure, pus formation, and swelling of associated tissues.
Chronic apical abscess	An inflammatory reaction to pulpal infection and necrosis characterized by gradual onset, little or no discomfort, and the intermittent discharge of pus through an associated sinus tract.
Condensing osteitis	Diffuse radiopaque lesion representing a localized bony reaction to a low-grade inflammatory stimulus, usually seen at apex of tooth.

図1　AAE（米国歯内療法学会）における歯髄と根尖部周囲組織の診断名（AAE 2009[1]）

1．痛みの既往等の問診と口腔内所見

（1）自発痛の有無

来院までに自発痛の既往の有無を問診にて聴取する．自発痛の存在は不可逆性歯髄炎の可能性を示唆するからである．決してカリエスが大きいからといって抜髄だと決めつけてはならない．また，鎮痛薬を服用後に来院した場合は正確な診断が行えない可能性があることを伝えておく．

（2）視診

クラックやカリエス，そして充填物のマージンの適合性を診査する．クラックの診査には，メチレンブルーでの染色も有効である（**図2**）．また，ライト付きハンドピース（LED不可）による透過光テストも簡便に行える．

2．X線所見

正放線撮影と偏心撮影を行い，2枚の二次元画像から立体像を構築する．偏心撮影を行うと頬側にあるものは舌側よりも移動しやすい（Buccal Object Rule）[2]ので，複根管の場合にはこれらの情報をもとに見落としの根や根管がないように観察する（**Case 1**）．

1 その歯は本当に抜髄処置が必要なのか？

Case 1 下顎4根管症例

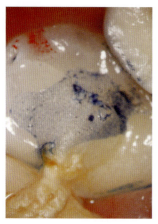

図2 ③の遠心部に，切縁から歯頸部に向かってクラックが認められる

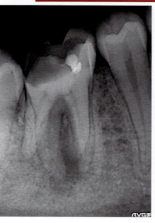

1-1 上下顎左右側とも第一大臼歯は正放線と偏近心撮影を行う．患歯は⑥なので，4根管が見られるように偏近心撮影を行った

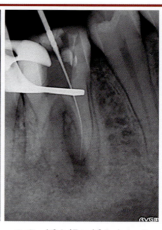

1-2 近心根に挿入されているファイルは遠心側に移動しているので，頰側根であることがわかる

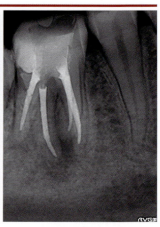

1-3 4根の根管充填終了

3. 歯髄の診査

（1）EPT（電気的歯髄診）

　弱い電気刺激を歯牙に伝えることにより神経伝達系の活性を診ており，感度や特異度はともに約70％[3]といった報告もあるが，Peterssonら[4]によると感度は72％，特異度は93％であり，疾患の確定に適していると述べている．本テストは歯髄の生死を判断するのではなく，あくまでも神経伝達系の興奮の有無を診ている．また，主にA-δ線維の興奮を診ており，決してC線維の興奮を診ているわけではない．なお，歯髄の生死については血流の有無が重要であり，血流を測定する方法（レーザードップラーやパルスオキシメーターなど）も考案されてはいるが，いずれも実用的ではない．

　診査を行ううえで注意する点は，電流が漏洩しないように患歯を乾燥させてから，伝導性ペーストを歯頸部に当てて複数回行うことである（図3）．また，患歯から測定せずにコントロール歯から行うようにする．特に不可逆性歯髄炎を疑うような症例では，まずEPTから行い，次いで冷温診，温熱診と進めるほうが良いと考えている．

（2）冷温診

　海外ではEndo-Iceのようなものを用いて－25℃で診査を行うが，日本ではパルパー（ジーシー，図4）を用いることが多いと考えられる．本製品はプロパンとブタンの混合ガスで，3cm離すと－30℃となり，エチルクロライドと同じ温度となる．Segura-Egeaら[3]によると感度は高いが，特異度は低いとされている．一方Villa-Chavezら[5]は感度が88％，特異度が100％と異なる結果を報告している．冷刺激は象牙細管内溶液を収縮させるので，歯髄神経に対して内向きに働く．また，不可逆性歯髄炎で冷水痛の閾値が下がっている場合，いきなり本テストを行うと患者に激痛を与えてしまうので，まずはEPT，そして温熱診を行うようにしたほうがよい．そして，このようなテストを行う際は，どのような反応が起こるのかを事前に十分説明すべきである．

抜髄前になすべきこと

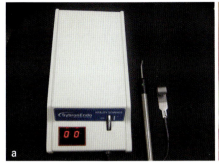
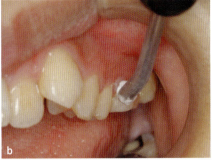

図3　EPT
　a：Vitality Scanner（サイブロンデンタル）
　b：歯牙の表面を乾燥させて，ペーストの上からプローベを接触させる

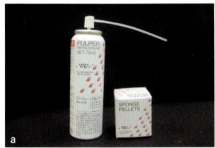
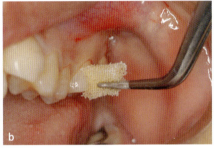

図4　冷温診
　a：パルパー（ジーシー）
　b：スポンジにスプレーして歯牙の頬側中央部から切縁または咬頭部付近に当てる

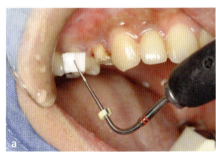
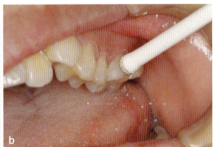

図5　温熱診
　a：濡れた小さな綿角の上からヒートプラガー（ペントロンジャパン）を当てる
　b：ストッピングをライターで軟化させて歯牙に当てる

　冷温診では通常の刺激に対する痛覚異常の有無を診ている．重要な点は，刺激後，痛みがどのくらい持続するかを記録しておくことである．持続時間が長ければ不可逆性歯髄炎を強く疑うことができる（Lingering Pain）．通常は5秒以上持続する場合がこれに相当するが，キッチリとした時間は明白ではない．

（3）温熱診

　ストッピングやコンパウンドを軟化して行うことが多いが，根管充填に使用するヒートプラガーでも同じことが可能である（図5）．温熱刺激は象牙細管内溶液を膨張させるので，歯髄神経に対して外向きに働く．温熱診は感度も特異度も冷温診に比べて低い[3,5]．不可逆性歯髄炎の末期では，特に温熱刺激に反応し，反対に冷温刺激で疼痛が緩和されることがあるが，これはC線維の興奮が起こっているものと考えられる．C線維は温熱刺激に強く反応し，低酸素状態でも反応すると言われている．

　冷温診と温熱診は感度と特異度にバラツキがあり，これら2つのテストとEPTを組み合わせると，精度が高くなる[6]．

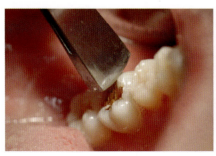
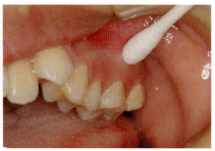

図6 打診
　ピンセットなどで歯牙を垂直方向に叩いて，疼痛の有無などを確認する

図7 触診
　綿棒にてピンポイントの圧痛点を探る

4. 根尖部周囲組織の診査

（1）打診

　打診は主にピンセットなどで歯牙を垂直方向に叩いて行うが，歯髄炎でも打診に反応することがある（図6）．打診では正常か否かを判断するだけであり，痛覚閾値の低下があれば軽く叩いても反応し，痛覚過敏が疑われる．また，既根管充填歯でも響くと訴えることもあり，その差に注意しながら診査を進める．歯髄疾患においては，特異度よりも感度が低く，歯髄の病態を正確に示すものではなく臨床診断としては十分ではない．

（2）触診

　打診と同様に，歯髄炎でも反応する場合もあるが，触診も忘れずに行う（図7）．触診では根尖部の圧痛を診るが，指で押さえるのではなく綿棒でピンポイントに診査することをお勧めする．本テストも感度は低い．
　打診と触診で両方に反応している場合は歯髄壊死が疑われる[8]．

（3）プロービング

　クラックの有無やエンドペリオ病変の関連を診査する．

　上記以外にも試験的歯牙切削（Test Cavity）などがあるが，鑑別診断でどうしても必要な時にのみ行うようにしている．現在のところ歯髄を正確に診断する機器や術はなく，これらの診査結果を複合的に判断して診断に導く必要がある．

診断への導き

　それでは，実際の臨床ではどのように診断を行うのかを症例から考えてみる．
　Case 2 は30歳の女性で，主訴は「右側の奥が冷たいものや熱いものでしみる．1日の間にズキズキとした痛みを感じる」であった．また「1カ月ぐらい前に一度，夜間にかなりズキズキとした痛みを感じ，眠れなかった」とのことである．歯科既往歴は，5⏊の根管治療を約2年前に受けたが，クラウンは装着されておらず，6⏊のインレー修復と7⏊のレジン修復はいつ頃行ったかは覚えていない．X線写真から7⏊の近心，6⏊の遠心にカリエスが認められた（2-1）．筆者は口腔内所見とX線診査から患歯は7⏊ではないかと仮定し，主なコントロールを6⏊または4⏊とした．口腔内診査の結果を2-2に示す．これらの結果を基に診断するが，どのように診断すべきであろうか．

抜髄前になすべきこと

Case 2 どのように診断すべきか

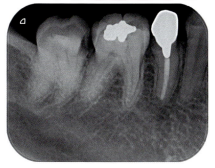

	7̅	6̅	5̅	4̅
EPT	+	+	−	+
Hot（温熱診）	++	+	−	+
Cold（冷温診）	++++ 約10秒間持続	++	−	+
Per（打診）	+	−	+	−
Pal（圧痛）	−	−	−	−

2-1, 2-2 30歳，女性．右側の奥が冷たいものや熱いものでしみたり，1日の間にズキズキとした痛みを感じるとのこと．X線写真から7̅の近心，6̅の遠心にカリエスが認められた．どのように診断すべきであろうか

診断の決め手は，痛みの既往と自発痛の存在である [9]．また，Cold に対して持続的な痛み，そして Hot と打診に反応したのが 7̅ であったので，患歯はこの歯牙と断定した．

歯髄診断：不可逆性歯髄炎 ┐
根尖部周囲組織診断：症状のある根尖性歯周炎 ┘ → 処置方針は根管治療（抜髄）

まとめ

臨床では，診査に十分時間を費やし，症状と診査結果に矛盾が生じても決して焦らず，確定診断を急がないことが重要である．その場合は暫定的診断に止め，その旨を患者に説明して再度行うようにする．患者には多少迷惑をかけることになるが，むやみな抜髄などを避けるためにも大切なことである．そして，今後は抜髄根管を決して感染根管にさせないようにぜひ考えていただきたい．

文献

1) AAE Consensus Conference Recommended Diagnostic Terminology. *J Endod*. 2009; 35: 1634.
2) Goerig AC, Neaverth EJ. A simplified look at the buccal object rule in endodontics. *J Endod*. 1987; **13**(12): 570-572.
3) Cisneros-Cabello R, Segura-Egea JJ. Relationship of patient complaints and signs to histopathologic diagnosis of pulpal condition. *Aust Endod J*. 2005; **31**(1): 24-27.
4) Petersson K, Söderström C, Kiani-Anaraki M, Lévy G. Evaluation of the ability of thermal and electrical tests to register pulp vitality. *Endod Dent Traumatol*. 1999; **15**(3): 127-131.
5) Villa-Chávez CE, Patiño-Marín N, Loyola-Rodríguez JP, Zavala-Alonso NV, Martínez-Castañón GA, Medina-Solís CE. Predictive values of thermal and electrical dental pulp tests: a clinical study. *J Endod*. 2013; **39**(8): 965-969.
6) Weisleder R, Yamauchi S, Caplan DJ, Trope M, Teixeira FB. The validity of pulp testing: a clinical study. *J Am Dent Assoc*. 2009; **140**(8): 1013-1017.
7) Klausen B, Helbo M, Dabelsteen E. A differential diagnostic approach to the symptomatology of acute dental pain. *Oral Surg Oral Med Oral Pathol*. 1985; **59**(3): 297-301.
8) Iqbal M, Kim S, Yoon F. An investigation into differential diagnosis of pulp and periapical pain: a PennEndo database study. *J Endod*. 2007; **33**(5): 548-551.
9) Seltzer S, Bender IB, Ziontz M. The dynamics of pulp inflammation: correlations between diagnostic data and actual histologic findings in the pulp. *Oral Surg Oral Med Oral Pathol*. 1963; **16**: 969-977.

I-2 根管治療を行う前になすべきことは？

事前説明，ラバーダム防湿，術野の消毒，隔壁作製

急患ではないかぎり，初回は問診し，前章で述べたように十分な診査を行い，診断する．もちろん，確定できない場合は暫定的診断に止め，治療を急がずに次回から根管治療を開始するほうが賢明である．もしも疼痛が著しく抜髄になるような症例が急患で来院され，十分な時間が取れない場合は，可能なかぎりの麻酔を効かせて冠部歯髄のみを除去するところまでで止める．決してよかれと思って，歯根部歯髄に手を出してはならない．それでなくても急性症状が原因で麻酔の奏功が不確実であるため，途中で患者から幾度となく「痛い，痛い」との悲痛なうめき声や訴えを受ける可能性がある．このような事態はできれば避けたいので，治療を開始する際はくれぐれも注意する．

> 急性期での対応については91頁を参照

患者への説明

1. 術後疼痛

術前に患者には，術後疼痛や鎮痛薬の服用法などを説明しておく．そうでないと，後日に何かあってから説明してもすべて言い訳になってしまうので留意する．特にフレアーアップに関しては話しておくべきである．フレアーアップとは，術後4〜24時間以内に発症し，術後72時間までに及ぶ根管治療後の不快感である[1,2]．再治療の際にはよく説明されているかもしれないが，抜髄でも説明すべきである．もちろん，術後に歯科医師自身またはスタッフが行っても良いが，筆者は忘れないよう最初に説明している．また，治療後は「根管治療後の注意事項案内」を手渡している．

2. 治療の流れとタイムマネジメント

初回のアポイント時に実際どのように治療を進めていくのかをX線写真や説明用イラストを用いて説明しているが，再度簡単に説明する（**図1a**）．そして，最も重要な術前の準備に関して，模型を用いて解説を行っている（**図1b**）．一般的に患者の多くは，根管治療を"歯の神経治療"もしくは"根っこの治療"としておおまかには知ってはい

抜髄前になすべきこと

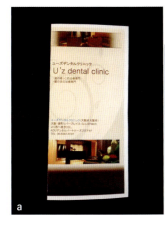
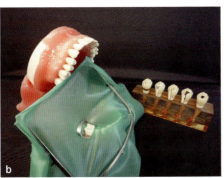

図1　説明用パンフレットと模型
a：根管治療説明用パンフレット，b：説明用模型．ラバーダム防湿の手順を模型で解説し，根尖病変の治癒の流れと予後観察の重要性をこれらを用いて説明する

るが，詳細は知らないと思われる．針のような器具で神経を取ると考えている患者が大半で，そのための前準備はほとんど理解されていない．この前準備とは，ラバーダム防湿と隔壁作製のことである．これらに関して一切説明なしに治療を始めれば，「こんなの我慢できない」「顎が痛い」などの訴えに繋がる．

　また，治療時間とおおよその治療回数についても伝えておくべきである．筆者は1回の治療時間を1時間から1時間半とし，2回のアポイントで終了する場合が多い．しかし，多くの先生方にとって筆者と同じ時間を費やすのは難しいことから，せめて40〜50分の治療時間を捻出してほしいと考えている．慣れないうちは，患者の状態や術者側の理由等により，治療回数が3〜4回または4〜5回になる場合もある．しかし，治療回数が増えれば増えるほど，歯冠側からの漏洩（コロナルリーケージ）のリスクが増えるので，徐々にでも回数を減らしていき，3回程度に納めるように努力すべきである．1日に診察する患者数は，医院や歯科医師の個人の考え方，環境により異なるが，根管治療は時間がかかるものだと認識し，アシスタントや受付にもこの事実を共有してもらう．

ラバーダム防湿の必要性

　根管治療にラバーダム防湿はなくてはならないが，いまだに誤解があって敬遠している歯科医師が多い．ラバーダム防湿は，1864年にBarnumが紹介して以降，1972年のCragg[3]をはじめ多くの論文が発表され，臨床応用や方法が示されてきた．つまり，150年以上もの歴史がある．

　ラバーダム防湿の主な目的は，交差感染のコントロールと予防，そして治療効果の促進である．しかし，多くの歯科医師はラバーダム防湿を行っても治療成績に変わりはないと信じている．Van Nieuwenhuysenら[4]は，612本の再根管治療の症例で術後の治癒に影響する要因の第一にラバーダム防湿をあげており，実際にこれら症例のうち51.1％でラバーダム防湿を行っていた．そして，近年ではGoldfeinら[5]は，支台築造を行う際にラバーダム防湿を行った場合，そうでない場合と比較して有意に成功率が上がったと報告している．またLinら[6]は，台湾においてラバーダム防湿を行った根管

治療症例の生存率は未使用と比べて有意差があったとの疫学調査を報告している．Ahmad[7]はラバーダム防湿に関してレビューを行ったところ，歯科医師のラバーダム使用への行動抑制の主な理由には「患者からの拒否」「時間や熟練不足」「コスト」があげられると述べている．そして，多くの歯科医師は「患者がラバーダム防湿を嫌っている」と信じている点にも触れている．しかし，1979 年の Nelson から 2006 年の Gorduysus までの 6 本の論文（患者の意識調査）において，根管治療におけるラバーダム防湿を次回も希望する患者が半数以上であったと結論づけている[8〜13]．つまり，誤解が誤解を呼んでいるのである．

　これは日本も全く同じ状況に置かれているといっても過言ではない．旧態依然の方法でも結果が変わらないので，そこまで患者に無理強いする必要はないと言い切る歯科医師もいる．しかし，実際は想像とは異なり，すべての患者が望んでいるわけではないが，多くの患者はラバーダム防湿を望んでいる．そして，口腔内には未同定の細菌も含めて約 700 種類の細菌が存在しており，ラバーダム防湿がなければ，唾液とともにこれらの細菌が容易に根管内に侵入して問題を複雑化させる．また，対象歯や隣在歯にも多くの細菌が付着しており，不用意な器具操作でこれらに触れてしまうと，自ら根管内に細菌を塗抹することを意味する．もちろん，根管内を無菌化することは不可能であるが，特に抜髄では再根管治療歯にさせないためにも，このような配慮は必要である．本当にラバーダム防湿が根管治療に必要なければ，細菌学や免疫学を学習する必要はなく，ただ形を作って詰めるだけの単純作業になってしまう．

ラバーダム防湿と術野の消毒

1. ラバーダムの辺縁封鎖

　ラバーダム防湿は単にそれを行うだけでは意味がなく，完全ではない．ラバーシートとクランプ，そして歯牙との隙間を埋めることが重要である．隙間があれば唾液が侵入するだけでなく，根管洗浄液が歯牙から溢れ，それが口腔内そして咽頭に流れた場合は大問題になる．筆者はその隙間を埋めるためにオラシールを使用している（図 2）．これはシリコンとプロピレングリコールで出来ており，この隙間を埋めるのには適切な材料である．しかしコストがかかるため，代替として即時重合レジンや水硬性セメントを用いてもよい．

2. クランプとラバーシートの術前準備

　クランプは通常 2 〜 3 種類を用いるが，これも好みであり，自分自身が使いやすいタイプを選択すべきである（図 3）．たとえば，前歯用のクランプ 1 つですべてに対応することができるので，まずは前歯用クランプを用意し，慣れていくに従って自分好みの種類を増やしていっても構わない．ただし，前歯用クランプ 1 つで対応する場合，ビークの間が狭く，歯牙の大きさに合わせて少し削合する必要がある．また，新品ではスプリングの力が強すぎるため，滅菌する前に一度，金属疲労をかけておく．

抜髄前になすべきこと

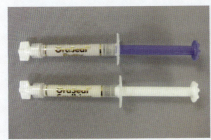
①オラシール．上段がパテタイプで，下段がコーキングタイプ

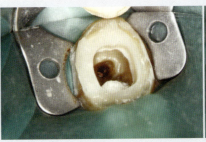
②クランプを歯牙にかけても，クランプと歯牙，そしてラバーシートとの間に隙間ができている．このままでは唾液が侵入したり，消毒薬が口腔内に漏洩してしまう

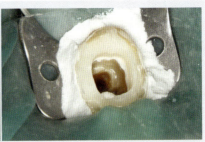
③隙間をすべてオラシールにて封鎖

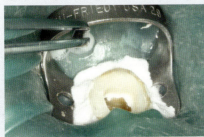

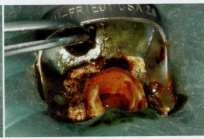

④30％過酸化水素水を染み込ませた滅菌綿球にて，歯牙とオラシールを殺菌する（4分間放置）
⑤5％ヨード溶液を染み込ませた滅菌綿球にて，歯牙とオラシール，そしてラバーシートとクランプを殺菌する（2分間放置）

図2　オラシール（ウルトラデント）による辺縁封鎖と術野の消毒

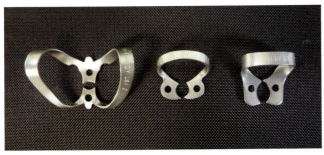

図3　クランプ
左より前歯用，小臼歯用，大臼歯用．前歯用はウイングタイプ，それ以外はウイングレスタイプ（Hu-Friedy社製：モリタ）

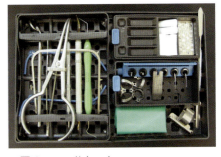

図4　エンドキット
エンドに必要な器具を滅菌カセットに収納している（LM社製：白水貿易）

　ラバーシートには，あらかじめ真ん中にパンチャーで一番大きなサイズの穴を開けておく．毎回，歯牙の位置に合わせてシートホールを開けていると，時間がかかり煩雑なので，筆者のクリニックではこのように事前に準備している．また，エンド用のキットを準備しておくと整理整頓に役立つ（**図4**）．

3．術野の消毒

　次に重要な点は，ラバーシート，クランプ，対象歯の消毒である．消毒用エタノールでは不十分で，術野に付着している細菌を殺菌するためにも複数の消毒薬が必要である．Möller[14]は，30％過酸化水素水と5％ヨード溶液を用いると，術野が十分消毒できると

30% H₂O₂	2分	3分	4分	5分
5% Iodine	8分	4分	2分	1分

表1 消毒薬と時間の組合せ（Möller 1966[14]）
これらの消毒薬の組合せにより，歯牙，オラシール，ラバーダムシート，クランプが殺菌されることになる．筆者は30％過酸化水素水を4分間，5％ヨード溶液を2分間作用させている

述べている．またNgら[15]は2.5％次亜塩素酸ナトリウム溶液（ヒポクロ）でも同じような効果があると報告しており，ヨードアレルギーの患者には後者の対応がよいと考えている．過酸化水素水とヨード溶液を用いる場合には，時間の組合せが重要である．Möllerは30％過酸化水素水と5％ヨード溶液の組合せを自身の研究に示している（**表1**）．

隔壁の作製

1．前準備

抜髄を行う前に整えておかなければならない重要な点は，歯冠側からの漏洩（コロナルリーケージ）を防ぐことである．1987年にSwanson & Madison[16]は，人工唾液による漏洩を調べたところ，たとえ根管充填していても歯冠側からは漏洩すると述べており，それ以降も多くの報告がなされている．Tronstadら[17]やRay & Trope[18]は，良質の根管充填と良質の歯冠修復は最も予後がよいと報告している．しかし，どちらに優位性があるかは甲乙をつけることができない．

これら漏洩と抜髄の関係は何かと言えば，カリエスやクラック（抜歯に至らないクラック）が細菌の侵入経路となるので，抜髄を行う場合には，それらを完全に除去し遮断する必要がある．つまり，軟化象牙質の除去と修復，そしてクラックの除去または封鎖を確実に行う．クラックはメチレンブルーなどで染色し，同部を超音波チップやバーによる切削で消失するところまで削除し，その後にレジンやグラスアイオノマーセメントで修復する．軟化象牙質は必ず可及的に除去し，同様にレジンやグラスアイオノマーセメントで修復し，ラバーダムクランプがかかるように準備しておく．

なお，隔壁作製の前に麻酔を行う（上顎歯，下顎前歯や小臼歯では浸潤麻酔で抜髄を行えると考えているが，下顎大臼歯の場合は伝達麻酔と浸潤麻酔を併用するほうが賢明）必要があるが，成書が多くあるので本書では割愛させていただく．

2．作製の注意点と残根の場合の対応策

筆者はコア用レジンで隔壁を作製する場合が多い．コア用レジンについては，エンドだけの隔壁であれば，支台築造の際に同部を除去するので，境界がわかりやすいようにブルー等の歯冠色ではない色のレジンで修復するほうがよい．しかし，その隔壁をコアとしても使用するのであれば，同色のレジンを使用するほうが便利である．その場合のボンディングシステムは3ステップ方式（象牙質処理，プライマー，ボンディング）のコア用レジンを選択している（**図5**）．歯肉縁下までカリエスが進行していれば，電

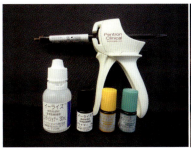
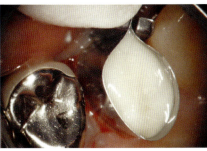

図5 筆者が使用しているコア用レジン（ビィルトイット）と3ステップのボンディングシステム（イーライズ，ペントロンジャパン）
図6 マトリックスバンドを用いた隔壁作製 歯牙全周にタッフルマイヤーのバンドを巻き，コア用レジンを充填する．硬化後に再度アクセスを行う

Case 1　矯正用バンドを用いた隔壁作製

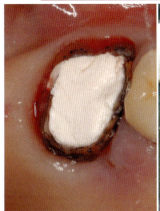
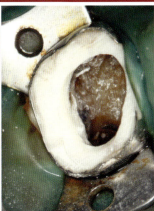
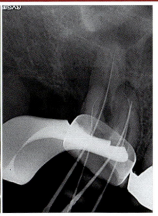

1-1　再治療症例．歯冠部歯質が歯肉縁と同じ高さで，このままではクランプがかからない
1-2　歯頸部にバンドをはめ込み，グラスアイオノマーセメントで充填．再度アクセスを行う
1-3　作業長決定時のX線写真

　気メスや炭酸ガスレーザーで歯肉切除を行い，隔壁作製用レジンまたはグラスアイオノマーセメントにて修復する．その際には，マトリックスバンド（図6）を用いたり，矯正用バンド（Case 1）を用いたりして，ラバーダム防湿が可能な環境を準備する．さらに条件の悪い環境であれば，根管治療の前に歯周外科処置（クラウンレングスニング）や矯正的挺出（MTM）を行う場合もある．また，隔壁作製後にテンポラリークラウンを接着させ，その後にラバーダム防湿を行う方法もある．しかし，抜髄症例ではこのような事態は非常に少なく，これらを行う必要がある症例の多くは再治療の症例である．

　また，せっかく時間をかけて作製した隔壁がクランプをかけた時やラバーシートを広げた瞬間に口腔外に飛んでしまい，心が折れることもある．そのような心配があるときは，他のリジッドな歯牙にクランプをかけるスプリットダムテクニック（図7）でその場をしのぐ（患歯が最後方臼歯であれば不可）．抜髄の場合には，クランプをかけてから隔壁を作製する場合と，隔壁を作製した後にラバーダム防湿を行う場合がある（Case 2）．

文献

1) Walton RE. Interappointment flare-ups: incidence, related factors, prevention, and management. *Endod Topics.* 2002; **3**: 67-76.
2) Ehrmann EH, Messer HH, Clark RM. Flare-ups in endodontics and their relationship to various medicaments. *Aust Endod J.* 2007; **33**(3): 119-130.

2 根管治療を行う前になすべきことは？

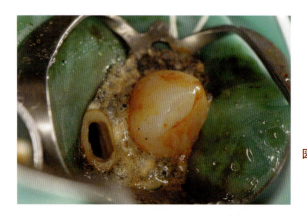

図7 スプリットダムテクニック
対象歯は上顎第一小臼歯であるが，犬歯に前歯用のクランプをかけている

Case 2 隔壁作製

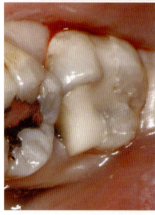 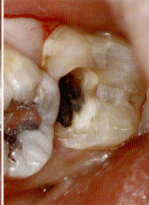 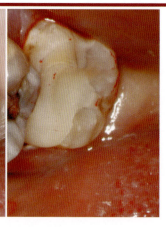

2-1 術前．患歯は 7]．グラスアイオノマーセメントのような修復物があり，その下部にはカリエスが認められる

2-2 露髄させないようにカリエス周囲の軟化象牙質を可及的に除去

2-3 コア用レジン充填後に再度アクセスを行う

3) Cragg TK. The use of rubber dam in endodontics. *J Can Dent Assoc (Tor)*. 1972; **38**: 376-377.
4) Van Nieuwenhuysen JP, Aouar M, D'Hoore W. Retreatment or radiographic monitoring in endodontics. *Int Endod J*. 1994; **27**(2): 75-81.
5) Goldfein J, Speirs C, Finkelman M, Amato R. Rubber dam use during post placement influences the success of root canal-treated teeth. *J Endod*. 2013; **39**(12): 1481-1484.
6) Lin PY, Huang SH, Chang HJ, Chi LY. The effect of rubber dam usage on the survival rate of teeth receiving initial root canal treatment: a nationwide population-based study. *J Endod*. 2014; **40**(11): 1733-1737.
7) Ahmad IA. Rubber dam usage for endodontic treatment: a review. *Int Endod J*. 2009; **42**(11): 963-972.
8) Nelson RT. A rubber dam survey. *J Hawaii Dent Assoc*. 1979; **10**: 10.
9) Jones CM, Reid JS. Patient and operator attitudes toward rubber dam. *ASDC J Dent Child*. 1988; **55**: 452-454.
10) Gergely EJ. Desmond Greer Walker Award. Rubber dam acceptance. *Br Dent J*. 1989; **167**: 249-252.
11) Stewardson DA, McHugh ES. Patients' attitudes to rubber dam. *Int Endod J*. 2002; **35**(10): 812-819.
12) Filipovic J, Jukic S, Miletic I, Pavelic B, Malčic A, Anic I. Patient's attitude to rubber dam use. *Acta Stomatologica Croatica*. 2004; **38**: 319-322.
13) Gorduysus M. An Evaluation of Rubber-Dam Acceptability by the Patients. *Hacettepe Dişhekimliği Fakültesi Dergisi*. 2006; **30**: 8-12.
14) Möller AJ. Microbiological examination of root canals and periapical tissues of human teeth. Methodological studies. *Odontol Tidskr*. 1966; **74**(5): Suppl:1-380.
15) Ng YL, Spratt D, Sriskantharajah S, Gulabivala K. Evaluation of protocols for field decontamination before bacterial sampling of root canals for contemporary microbiology techniques. *J Endod*. 2003; **29**(5): 317-320.
16) Swanson K, Madison S. An evaluation of coronal microleakage in endodontically treated teeth. Part I. Time periods. *J Endod*. 1987; **13**(2): 56-59.
17) Tronstad L, Asbjørnsen K, Døving L, Pedersen I, Eriksen HM. Influence of coronal restorations on the periapical health of endodontically treated teeth. *Endod Dent Traumatol*. 2000; **16**(5): 218-221.
18) Ray HA, Trope M. Periapical status of endodontically treated teeth in relation to the technical quality of the root filling and the coronal restoration. *Int Endod J*. 1995; **28**(1): 12-18.

COLUMN

保険診療でも活きる根管治療の時間のかけ方

　自費診療であれば時間的制約はおそらくないと思われるが，保険診療ではそうとはいかず，多くの歯科医師は保険診療の範囲内で時間的制約があるなかで根管治療を行っているはずである．1日に何人の患者を治療するかによってかけられる時間は変わってくるが，以下では，1人の歯科医師が週5日の労働で収益的には問題ないと考えられる，1日15名の患者を治療すると仮定した場合を想定して治療時間を考えてみる．

　実労働時間を8時間，使用するチェアは2台とすると，治療時間は一般的な治療を1人30分，根管治療には40～50分を基本とし，症例に応じて変化させる．局所麻酔はすべての症例で実施し，また保険診療であっても無菌的処置を行うのは当然であり，ラバーダムクランプの装着は歯科衛生士が行うようにする．基本的に1日に行う根管治療の患者数は5人以内とし，急患はこの数に入れない．そして，大臼歯の根管治療を行う場合は，1日に2名までとし，その他の治療の患者と重ならないようにアポイントをとる．多くの歯科医師が手間取るのは大臼歯の根管治療であり，1日に大臼歯の症例が4～5症例あると経営的に不採算となる．特に下顎大臼歯の抜髄症例の1回目は60分のアポイントをとる．これらの点に関しては，受付はもちろん歯科衛生士，歯科助手などコデンタルスタッフ全員の共通コンセプトにしておく必要がある．受付には，抜髄予定の患者に対してアポイントの1週間以内に確認の連絡を入れてもらい，できるかぎりキャンセルを防止する．しかし，キャンセルを100％防止することは不可能なので，事前にウェイティングリストを作成し，キャンセルが出た場合に急ぎの患者に連絡を入れ，いつ来院が可能であるかを確認する．イニシャルトリートメントは3回，再根管治療は4～5回を目標にする（**図1，2**）．根管治療初回と根管充填時以外であまり時間を要さない場合には，比較的簡単な修復処置の患者を1時間のアポイントに重ねておき，不採算時の埋め合わせにしておく．

1回目：麻酔を行い，冠部歯髄を除去後，大きな根管の作業長決定から根管形成まで

2回目：麻酔後，細い湾曲根管の作業長決定から根管形成

3回目：麻酔後，見落としの根管がないかを確認し，なければイスムスの形成後，根管充填

図1　大臼歯のイニシャルトリートメント

1回目：麻酔を行い，クラウンとポストコアを除去，必要に応じて隔壁を作製し，アクセス後に感染量の多い根管にアプローチ

2回目：麻酔後，ガッタパーチャポイントを除去し，太い根管の作業長決定

3回目：麻酔後，太い根管の形成を終了させ，細い根管の作業長決定

4回目：麻酔後，細い根管の形成とイスムス形成終了後，根管充填

図2　大臼歯の再根管治療

I-3 覆髄はどのような場合に，どのように行うのか？

抜髄か，覆髄か

　診査を行って診断がつけば治療開始となるが，確定診断ができない場合は暫定的な診断とし，治療はすぐに開始しない．このことは問診の段階で患者には必ず説明をしておく．抜髄を行うには不可逆性歯髄炎や歯髄壊死の診断がつかないと開始してはならない．
　本稿では抜髄か覆髄かの条件などについて解説するが，外傷については成書に譲り，カリエスに関する歯髄保存と抜髄に関して述べる．

抜髄となる場合

1．不可逆性歯髄炎と診断できる条件

　カリエスが大きいから抜髄，小さいから覆髄のような短絡的な考え方は捨てるべきである．たとえば，歯髄診断においてEPTは（＋），ColdまたはHotのテストで（＋＋）や（＋＋＋）のような持続的な疼痛（Lingering Pain）があり，自発痛があれば不可逆性歯髄炎と診断してよいであろう．そして，抜髄へと移行することに違和感はない．また根尖部周囲組織の診断で，打診（＋）や圧痛（＋）の場合もある．しかしEPT（＋），ColdとHotには（＋）または（＋＋）で反応はあるものの，持続的な痛みはなく，自発痛やその既往もなければ，ただカリエスが大きいからといって抜髄を行うのはおかしいと感じてほしい．
　ただし，判断がつかず数日から数週間のモニタリングを行っている間に，急性症状が現れたり，歯髄壊死に陥る可能性もある．そのため，事前にこのような病態に移行する可能性を説明しておくべきである．もちろん，最後は患者の判断が必要であるが，意図的に抜髄に誘導してはならない．

2．歯髄壊死と診断できる条件

　失活している場合の診断はそれほど難しくなく，多くの場合にはEPT（−），Cold（−），Hot（−）となるが，稀にHot（＋）となることもある．これはC線維の興奮が

Case 1 歯髄壊死症例

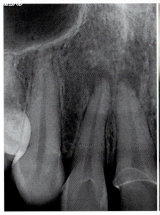
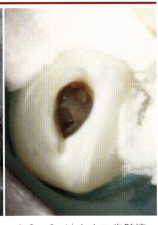

1-1 2｜はEPT（−），Cold（−），Hot（−），Per（+），Pal（+）であったが，1｜はEPT（−），Cold（−），Per（+），Pal（+）で，Hot（+）であった

1-2 2｜1｜ともに歯髄壊死と診断．歯冠部の歯髄は灰褐色で，血流がない

Case 2 硬化性骨炎

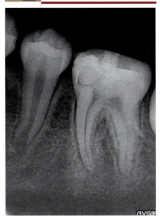

2-1 近心部にカリエスがあり，歯根を取り囲むように不透過性の骨硬化像がみられる

残っており，反応しているためと考えられる．C線維は低酸素状態に強く，温熱刺激に反応することを思い出していただきたい．歯髄壊死のみでは根尖部周囲組織は打診（+）または（−），圧痛も（+）または（−）であるが，根尖病変が存在している症例では打診や圧痛に強く反応することがある（**Case 1**）．

Selzer & Benderら[1]は，「歯髄の生死を正確に診断する術はなく，歯髄の状態を把握できるすべてのテストを行い，総合的に判断する必要がある．しかし，痛みの既往と歯髄の炎症は因果関係があり，診断の重要な手がかりとなるであろう」と述べている．仮に抜髄となったしても，決してその歯牙を数年先に感染根管治療歯にさせてはならない．

覆髄を行う場合

歯髄保存が可能な症例は以下の診断がついた場合である．

1．可逆性歯髄炎の条件

カリエスはあるが，自発痛もなく，歯髄の診査においてEPT（+），Hot（+），Cold（+），根尖部周囲組織の診査が打診（−），圧痛（−）である場合は，積極的に歯髄保存を計画する．しかし，歯根完成間近の若年者では可逆性歯髄炎の場合でも硬化性骨炎（Condensing Osteitis，**Case 2**）がみられることもあるので，留意する．

2．症状のない不可逆性歯髄炎の条件

もともと症状がない症例で，カリエス除去中の露髄や外傷による露髄がその場合である．まずは歯髄保存を図り，その後に症状の緩和ならびに問題解決ができなかった場合や覆髄後の急性化を起こした場合には抜髄を考え，患者にはこのような病態変化が起こる可能性を術前に十二分に説明しておく．

3 覆髄はどのような場合に，どのように行うのか？

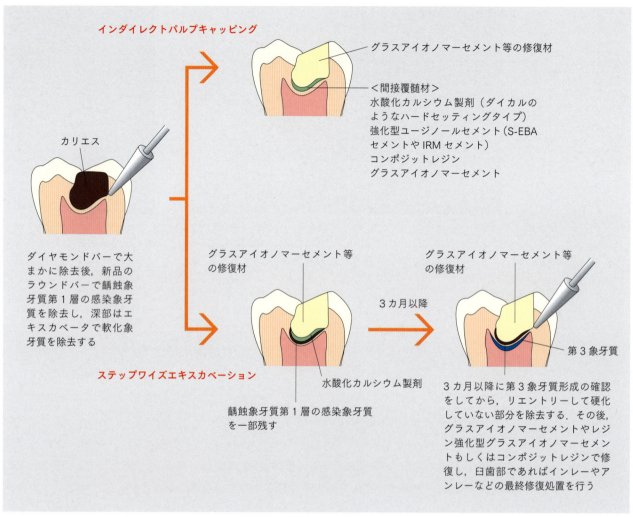

図1　間接覆髄

どのように覆髄を行うのか

1. 覆髄を成功させるために

　覆髄を成功させるためには，診断が大きく関与しているが，次に重要な点は歯冠側からの漏洩，つまり充填材や修復材の封鎖性が鍵となる．術中は混合感染させないようにラバーダム防湿にて無菌的治療を心がけ，術後にはコロナルリーケージが起こらないように修復処置を行う．なお，外傷による象牙質侵襲や露髄は，カリエスによるものよりも成績が良い[2]．

2. 覆髄の分類

　覆髄には，露髄していない場合に行う間接覆髄と，露髄した場合に行う直接覆髄がある．

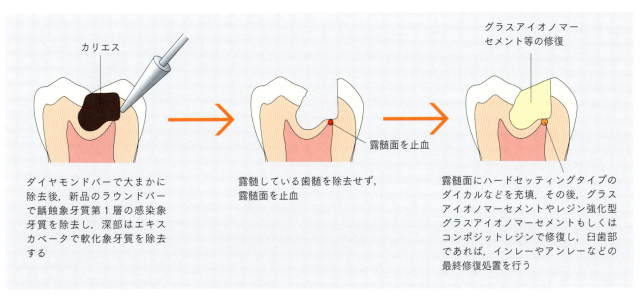

図2 パルプキャッピング

（1）間接覆髄（図1）

カリエスに関しては齲蝕象牙質第1層（感染象牙質）と第2層（齲蝕影響象牙質）に分けられ，カリエス除去では第1層は除去し，第2層は保存する．間接覆髄には，露髄させないようにあえて第1層の一部を残して覆髄を行うステップワイズエキスカベーション（Stepwise Excavation）と，露髄が明らかに起こらないような場合に行うインダイレクトパルプキャッピング（Indirect Pulp Capping）に分けられる．

インダイレクトパルプキャッピング：いわゆる間接覆髄で，感染象牙質を完全に除去するが，露髄を伴わない場合である．なお，日本ではステップワイズエキスカベーションを暫間的間接覆髄法として扱っているが，本書ではこのように分類する．

ステップワイズエキスカベーション：感染象牙質を除去すると露髄するおそれがあり，露髄を回避するために多くの感染象牙質を除去するが，窩底部には一層の感染象牙質を残して覆髄し，約3カ月以上間隔をあけて第3象牙質の形成を確認してから，硬化していない象牙質を除去し，最終修復処置を行う．

（2）直接覆髄

直接覆髄は，露髄面の歯髄を除去しない場合と，除去する断髄に分けられる．また，断髄はその部位により，部分断髄と全部断髄の2つに分けられる．なお，象牙細管中の細菌は，歯髄から平均で1.11mmの位置まで侵入しており，これが0.5mmまで歯髄側に侵攻すると病的変化が起こるといわれている[3]．

パルプキャッピング（Direct Pulp Capping）：これまで言われている直接覆髄で，感染象牙質除去後に露髄している歯髄を除去せずに，露髄面の上に直接覆髄材を充填する（図2）．

3 覆髄はどのような場合に，どのように行うのか？

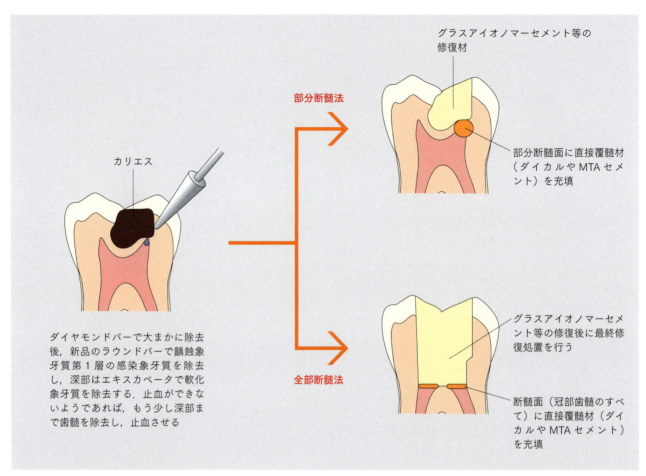

図3　部分断髄と全部断髄

　部分断髄（Partial Pulpotomy）：滅菌された新品のインバーテッドタイプのダイヤモンドバーにて露髄面の感染歯髄を約1〜2mm除去し，止血後に覆髄材を充填する（図3）．

　全部断髄（Full Pulpotomy）：感染歯髄除去後も止血が困難な場合は，根管口付近まで歯髄を除去し，覆髄材を充填する．

3．齲蝕象牙質の除去法

　感染象牙質除去にはカリエスチェック（図4）を用いて，齲蝕象牙質第1層の除去を開始する．染色液では齲蝕象牙質がすべて染まってしまうが，カリエスチェックを使用すると第1層のみが染色され，再石灰化可能な第2層まで除去してしまうことはない．

　まずは滅菌されたダイヤモンドバーで大まかに除去し，その後は滅菌された新品のラウンドバーを低速コントラにつけて軟化している部分を除去する．歯髄に近い部分はエキスカベータにて染色部分を丁寧に除去する．ステップワイズエキスカベーションの場合は，露髄しないように着色部分を少し残して終了する．直接覆髄の場合は，硬さも考慮しながら可及的に除去する．露髄後は滅菌された新品のインバーテッドタイプのダイヤモンドバーで汚染されている歯髄の一部を除去する．

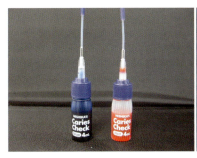
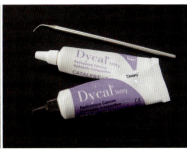

図4 カリエスチェック（日本歯科薬品）
図5 ダイカル（デンツプライ三金）

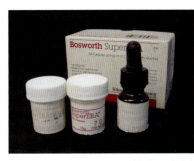
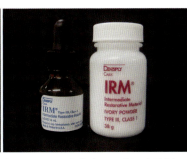
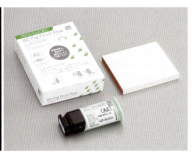

図6 S-EBAセメント（茂久田商会）とIRMセメント（デンツプライ三金）　　図7 フジフィルLC（ジーシー）

4. 覆髄処置の成功に影響を及ぼす因子

成功に影響を及ぼす因子としては，覆髄材，年齢，歯根完成度，止血が考えられる．

（1）間接覆髄材

間接覆髄材としては，水酸化カルシウム製剤（ダイカルのようなハードセッティングタイプ，図5），強化型ユージノールセメント（S-EBAセメントやIRMセメント，図6），コンポジットレジン，グラスアイオノマーセメント（レジン強化型グラスアイオノマーセメントも含む，図7），3種混合抗菌剤（3Mix：メトロニダゾール，セファクロル，シプロフロキサシンの3つの抗菌剤を混ぜたα-TCPセメント）がある．

間接覆髄材として，水酸化カルシウム製剤と強化型ユージノールセメントを使用した場合，どちらも細菌数を大きく減少させることがわかっており，やはり重要なポイントは無菌的処置と封鎖性である[4]．また，可及的に感染象牙質を除去後，露髄しなかった場合，確実な歯面処理が行われればグラスアイオノマーセメントでの修復は有効であり，またコンポジットレジンも同様であると考えられる．

（2）直接覆髄材

直接覆髄材としては，水酸化カルシウム製剤（ダイカル），MTAセメント（プロルートMTA，NEX MTAセメント，図8），3種混合抗菌剤（3Mix：メトロニダゾール，セファクロル，シプロフロキサシン），接着性レジンセメント（スーパーボンドC＆B，図9）があげられる．

3 覆髄はどのような場合に，どのように行うのか？

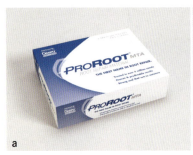
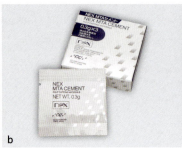
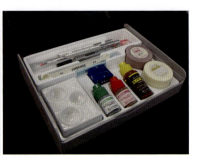

図8 MTAセメント
 a：プロルートMTA（デンツプライ三金）
 b：NEX MTAセメント（ジーシー）

図9 スーパーボンドC＆B（サンメディカル）

年齢的要因：影響は少ないが，若年者のほうが有利である

歯根完成度：未完成が有利である

確実な止血：出血傾向は歯髄の炎症状態の反映と考える

図10 覆髄処置の成功に影響を及ぼす因子

　齲蝕象牙質を除去し，直接覆髄に水酸化カルシウム製剤を使用した報告は多く，システマティックレビューにおいてもその成功率は高い．また，MTAセメントを用いた場合も同様に成功率が高く，これら2種類は72.9％〜99.4％と良好な結果を示している[5]．しかし，水酸化カルシウム製剤を使用した研究で，Barthelら[6]は経時的な変化で失敗は増加すると報告している．本論文は，術者が学生であり，次の指示を得るまで治療を進めることができず，歯髄に多くのダメージを与えることになったために低い成績となったと考察している．ただし，治療技術の差がこのような結果を生んだとも考えられ，通常の治療ではこのように低い成功率ではないと思われる．それでは，どちらの材料が良いのかといえば，単純な比較はできず，コストや技術を検討して決めざるを得ない．

　接着性レジンセメントは，露髄面が1mm程度の小さい場合で，止血が完全に達成できる場合は可能であるが，テクニックセンシティブである[7]．また，スーパーボンドを直接覆髄材として使用した場合，露髄面の一部もしくは全部に及ぶデンティンブリッジの形成が45％にみられ，炎症性反応は全例に観察できなかった．しかし，このデンティンブリッジの多くは不規則な細管を示しており，骨様象牙質は形成されていなかったと報告されている[8]．

（3）年齢

　年齢的な影響はないという報告があるが，やはり若年者のほうが血流の関係で成績は良い[9]（図10）．しかし，事前に術後の病態変化を説明しておけば，高齢であろうとも全く無理な治療ではない．

抜髄前になすべきこと

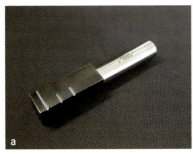
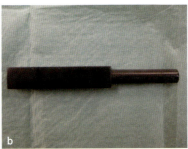

図11 MTAブロック
　a：ジーシーNEX MTAフォーマー（ジーシー）
　b：MTAブロック（モクダ）

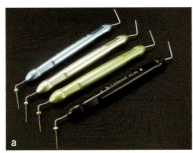
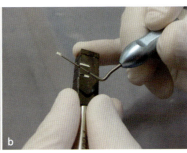

図12 MTAセメントの操作
　a：BLコンデンサー
　b：MTAブロックからコンデンサーでMTAセメントをすくい取る

（4）歯根完成度
歯根の完成度に関しては，根未完成のほうが明らかに有利である．

（5）止血
出血が多いということは炎症範囲が広いことを意味する[10]．したがって，止血は重要で，止血ができなければ部分断髄から全部断髄へと移行せざるを得ない．止血の基本は圧迫止血であり，滅菌綿球にて行う．

臨床手順

筆者は歯髄保存が可能であると判断した場合には，カリエスチェックを用いて齲蝕象牙質第1層をダイヤモンドバーで大まかに除去した後，新品のラウンドバーで可及的に除去する．露髄しなければ，IRMセメントで歯髄を間接覆髄し，グラスアイオノマーセメントで修復する．その後，臨床的に問題がなければ最終修復処置へと進めている．

露髄した場合は，まず部分断髄を計画する．ラウンドバーやエキスカベータで齲蝕象牙質を除去中に露髄すれば，新品のインバーテッドタイプのダイヤモンドバーで歯髄の約1〜2mmを除去し，止血ができれば同部にMTAセメントを充填し，グラスアイオノマーセメントで修復する．止血できなければ，さらに止血できるところまで断髄を行う．MTAセメントを窩洞に充填する際は，MTAブロック（図11）からMTAセメントをコンデンサーですくい取り（図12），窩洞に充填するが，この時に強圧で充填しない．これを数回繰り返し行った後，滅菌綿球で軽く圧接する．その後，筆者はMTAセメントを1回法で使用するため，水分を吸収させた綿球は置かず，MTAセメントの上に直接グラスアイオノマーセメントを充填している．術後，臨床的に問題なく生活反応を示せば最終修復処置へと進める（**Case 3**）．

3 覆髄はどのような場合に，どのように行うのか？

Case 3 部分断髄

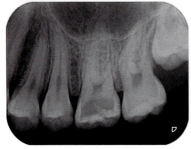
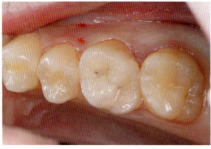

3-1 術前のデンタルX線写真．14歳の女子．⌞6の歯冠部に大きなカリエスが認められるが，臨床症状はない

3-2 X線写真で認められた歯冠部のカリエスは，口腔内からでは顕著に確認できず，小窩裂溝カリエスのみに見える

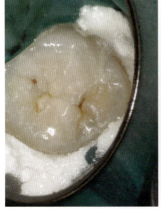
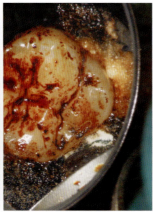
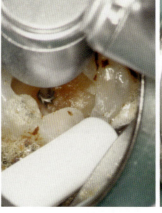
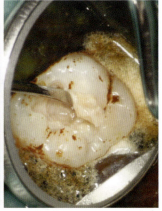

3-3 患歯をオラシールで封鎖し，30％過酸化水素水で消毒

3-4 その後，患歯を5％ヨード溶液で消毒

3-5 新品の滅菌されたラウンドバーにて齲蝕象牙質第1層を除去

3-6 窩底の部分はエキスカベータで除去

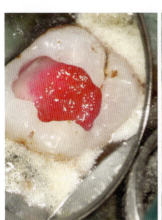
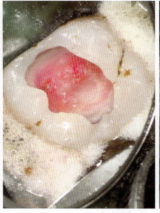
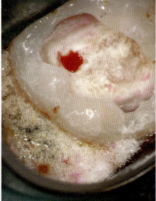
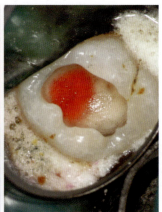

3-7 再度カリエスチェックで染め出し，残存している感染象牙質を確認

3-8 薄ピンク色に染色されている部分がまだあり，この部分まで可及的にエキスカベータで除去する

3-9 露髄部から1〜2mmの深度で，新品の滅菌されたインバーテッドタイプのバーにて感染歯髄を除去．同部から出血している

3-10 3％ヒポクロと3％過酸化水素水でケミカルサージェリーを行う

文 献

1) Selzter S, Bender IB, Ziontz M. The dynamics of pulp inflammation: correlations between diagnostic data and actual histologic findings in the pulp. *Oral Surg Oral Med Oral Pathol*. 1963; **16**: 846-871, 969-977.

2) Trope M. Regenerative potential of dental pulp. *J Endod*. 2008; **34**(7 Suppl): S13-17.

抜髄前になすべきこと

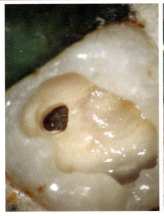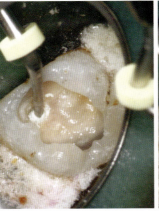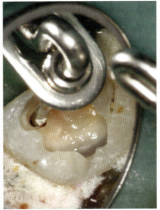

3-11 圧迫止血を5分間行い，止血を確認した
3-12 MTAセメントをコンデンサーにて充填する
3-13 コンデンサーにて充填した後，ニエットキャリアで追加のMTAセメントを充填

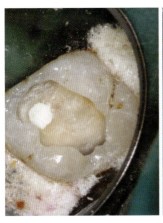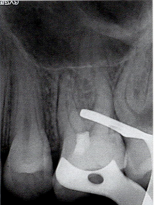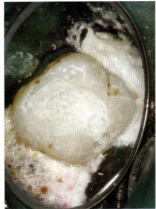

3-14 最終的には滅菌綿球にて加圧充填する
3-15 MTAセメント充填を確認する
3-16 1回法での充填のため，MTAセメントの上にグラスアイオノマーセメントを充填する

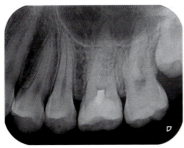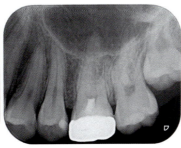

3-17 術直後のデンタルX線写真
3-18 術後2年のデンタルX線写真．生活反応を示しており，最終補綴を行っている

3) Reeves R, Stanley HR. The relationship of bacterial penetration and pulpal pathosis in carious teeth. *Oral Surg Oral Med Oral Pathol.* 1966; **22**(1): 59-65.
4) Cox CF, Keall CL, Keall HJ, Ostro E, Bergenholtz G. Biocompatibility of surface-sealed dental materials against exposed pulps. *J Prosthet Dent.* 1987; **57**(1): 1-8.
5) Aguilar P, Linsuwanont P. Vital pulp therapy in vital permanent teeth with cariously exposed pulp: a systematic review. *J Endod.* 2011; **37**(5): 581-587.
6) Barthel CR, Rosenkranz B, Leuenberg A, Roulet JF. Pulp capping of carious exposures: treatment outcome after 5 and 10 years: a retrospective study. *J Endod.* 2000; **26**(9): 525-528.
7) Hørsted-Bindslev P, Løvschall H. Treatment outcome of vital pulp treatment. *Endodontic Topics.* 2002; **2**(1): 24-34.
8) 下野正基, 井上 孝. 接着性レジンに対する歯髄の反応. 治癒の病理 臨床編 第1巻 歯内療法 歯髄保存の限界を求めて. 医歯薬出版, 1993; 195-212.
9) Horsted P, Sandergaard B, Thylstrup A, El Attar K, Fejerskov O. A retrospective study of direct pulp capping with calcium hydroxide compounds. *Endod Dent Traumatol.* 1985; **1**(1): 29-34.
10) Matsuo T, Nakanishi T, Shimizu H, Ebisu S. A clinical study of direct pulp capping applied to carious-exposed pulps. *J Endod.* 1996; **22**(10): 551-556.

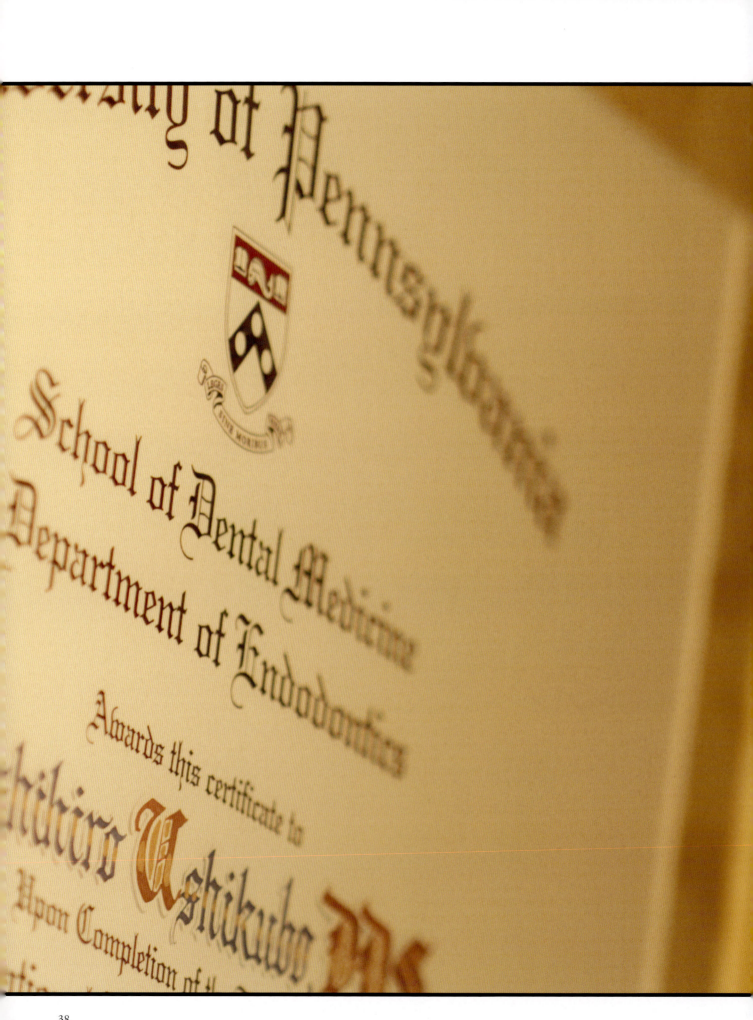

CHAPTER II 根管からの細菌除去

　歯内療法全体のなかで最も重要なのは，無菌的環境下で治療を実践することである．その次に重要な点はChapter IIで解説する，根管から細菌を可及的に除去または減少させることである．具体的手技としては，根管形成，根管洗浄，根管貼薬があげられるが，多くの歯科医師の興味は根管形成に集中している．近年になり，ようやく根管洗浄に関するさまざまな情報が発信されるようになったが，いまだ関心の中心は根管形成である．しかし，根管系の複雑さと器具操作の限界から，根管形成だけでは可及的に細菌を取り除くことはできない．したがって，これらを一連のコンセプトとして考える必要がある．また新しい器材や薬剤，そして考え方が次々と出てくる領域であるため，本書ではこれらに踊らされないよう，普遍的な器材を用いた臨床の基礎から応用までを解説していく．

根管形態はイメージできているか？

エンドの臨床に必須な根管解剖

抜髄を行う前にはデンタル X 線写真を撮影しているので，おおよその三次元的な形態が把握できているはずであるが，稀に予想外の根管形態に遭遇する．本稿では，臨床家が抜髄などのイニシャルトリートメントを行う場合に，少なくとも知っておくべき根管解剖を解説し，見つからない場合の根管の探索方法も紹介する．特に大臼歯は多くの臨床家の悩みの種であると思われるので，この部分に重きを置いて述べていく．

多く見られる根管形態の 4 つのパターンとは？

根管内の覚えておくべき解剖学的な名称を説明する．天蓋や髄床底は説明するまでもないが，側枝は髄床底部の側枝（Furcation Canal）と根管から根尖への出口に向かう側枝（Lateral Canal）に分けられる（図1）．それらの出口は副根尖孔（Accessory Foramen）と呼ばれている．そして，根管と根管を結ぶ微細な扁平形態がイスムス（Isthmus）であり，この中には歯髄組織が含まれている．また，1 根管で片方のみの場合をフィン（Fin）と呼ぶ（図2）．根管形態にはさまざまな分類があるが，Weine の分類が最も現実的で理解しやすく，臨床ではこれを採用している．Weine の分類[1]）にはタイプ 1 ～ 4 があり（図3），タイプ 1 は根管口が 1 つで根尖孔も 1 つ，タイプ 2 は根管口が 2 つで根尖孔が 1 つに合流している場合，タイプ 3 は根管口が 2 つで根尖孔もそのまま独立していて 2 つ，タイプ 4 は根管口が 1 つで途中から独立して根尖孔が 2 つに分離している場合である．これ以外にも Vertucci の分類[2]）があるが，数が多いので臨床的ではない（図4）．その他さまざまな分類法があるが，実際の臨床では器具操作ができない形態まで分類されており，非現実的である．

簡単そうに見える上顎前歯

上顎中切歯から犬歯までは単根であり，直線的な根管が多いため，それほど難しくないと思っている臨床家も多いが，油断は禁物である．アクセスの外形は逆三角形となる

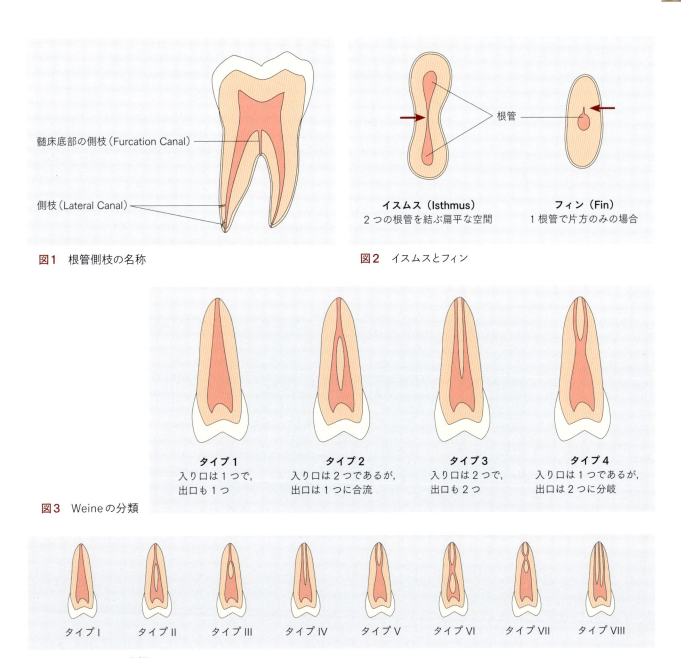

図1 根管側枝の名称

図2 イスムスとフィン

図3 Weineの分類

図4 Vertucciの分類
分類が多く臨床では使いづらい．また，これ以外にも分類はあるが，実際の臨床で器具操作が実践できる限界を超えている

が，犬歯では楕円形になることもある（図5）．注意点としては，舌側のリンガルショルダーの取り残しがないように超音波チップで形成し，移行的に仕上げることがあげられる（図6）．この部分を修正しておかないとファイルを挿入した時にS字状に湾曲しながら入る可能性があり，根尖部でトランスポーテーションを起こしやすい．中切歯には側枝がよく発現するが，その多くは根尖から約3mmまでのところに開口している（Case 1）．また外傷受傷歴がある症例では，歯髄腔内が狭窄して閉鎖根管になっていることがあり，器具操作が困難な場合もある（Case 2）．その場合に焦ってダイヤモンドバー等で過剰切削しないように注意する．そのような場合は，超音波チップで丁寧に歯

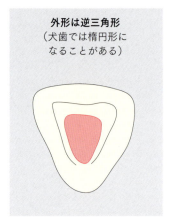

図5　上顎前歯のアクセス外形

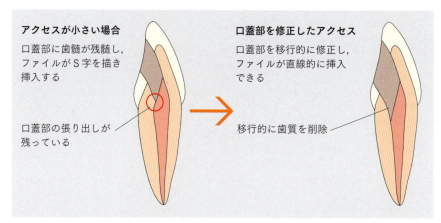

図6　上顎前歯のリンガルショルダー

Case 1　側枝まで感染が波及している症例

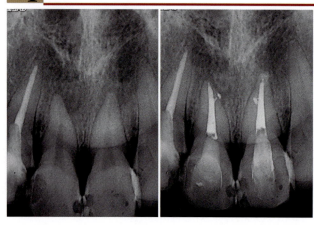

1-1　術前．1|1 が歯髄壊死
1-2　術後．根尖部1/3付近の側枝が充填されている

質を削除していくと，歯髄腔が見えてくる．側切歯の多くは根尖が口蓋側遠心に向いている．リンガルグルーブも側切歯には見られる．また，歯内歯も上顎切歯では見られる（**Case 3**）．

1根管だと思い込んでいる下顎前歯

　下顎前歯のアクセスの外形は細い楕円形になり，1根管ではあるが，約20％は2根管性である[3]（**図7**）．唇側と舌側に2根管が開口し，根尖部で1根管に合流している場合が多い（**Case 4**）．アクセスする際，外形線を舌側にある程度広げないと，舌側根管が確認できない（**図8**）．しかし，あまり大きくしすぎると，残存歯質が少なくなるので注意する．また，近遠心的に大きく拡大すると，歯牙そのものが小さいため，歯頚部直下でパーフォレーションを起こす可能性がある．稀に癒合歯も存在し，歯冠は独立していても根尖で癒合している場合もある（**Case 5**）．

Case 2 外傷歴の既往がある歯髄腔閉鎖症例

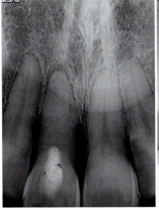
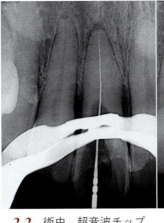
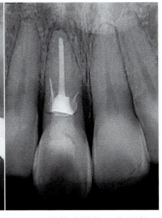

2-1 術前．`1|`の根尖性歯周炎．外傷の既往があり，歯髄腔が全く見えない

2-2 術中．超音波チップにて根管口を探索し，ネゴシエーション終了後に作業長を決定

2-3 根管充填後．歯頸部の破折線も明瞭になっている

Case 3 歯内歯

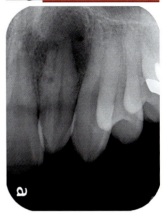

3-1 `|2`は歯内歯．Oehlersの分類タイプ3（京都府開業・神戸 良先生のご厚意による）

Case 4 下顎前歯の2根管性

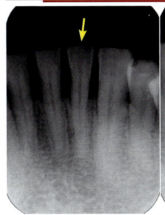
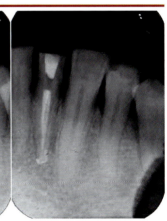

4-1 術前．`|2`の歯髄壊死

4-2 術後．唇舌的に2根管性であった

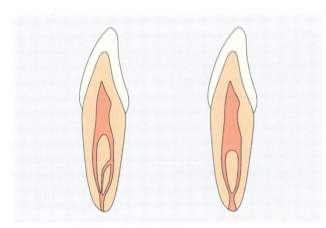

図7 下顎前歯部の唇舌的2根管
下顎前歯は約20％の確率で唇舌的に2根管である

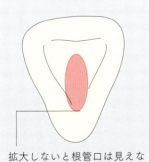

外形は長楕円形

拡大しないと根管口は見えないが，しすぎると良くない

図8 下顎前歯のアクセス外形
舌側部分へ拡大して根管口を確認するが，過剰切削には注意する

Case 5 下顎前歯の癒合歯

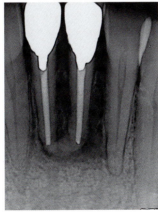
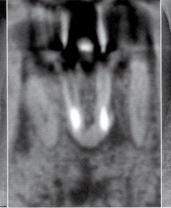
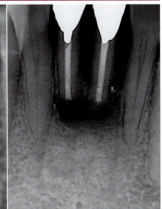

5-1 術前．`1|1`の根尖部での癒合

5-2 CT画像でも`1|1`の根尖部での癒合が確認できる

5-3 術後（歯根端切除後）

1 根管形態はイメージできているか？

Case 6 Weineの分類タイプ3

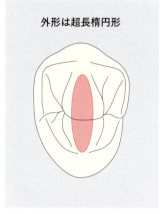
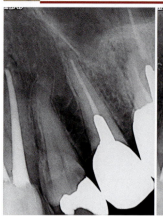
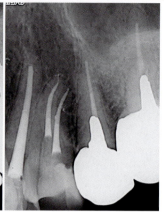

図9 上顎小臼歯のアクセス外形
貯金箱のコイン投入口のような細長いイメージをもつようにする

外形は超長楕円形

6-1 術前．|4 は2根管の歯根膜腔が途中で見えなくなっている
6-2 術後．頬舌的に2根管であった

Case 7 Weineの分類タイプ2

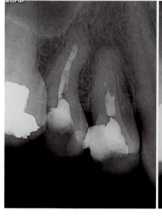
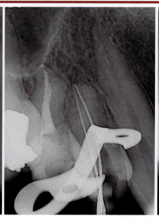
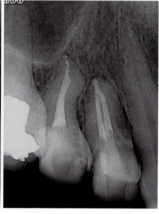

7-1 術前．4| は2根管のように見える
7-2 術中．根尖部でファイルが合流している
7-3 術後．合流するように充填

上顎小臼歯は2根と1根のみなのか？

　上顎小臼歯のアクセスの外形は超長楕円形となる（図9）．近遠心的にかなり圧平を受けているので，予想以上に近遠心径は狭くなり，貯金箱の小銭を入れる投入口のような形になる．決して小窩裂溝を越えて近遠心的に過剰切削しないように気をつける．
　上顎第一小臼歯は2根が多く，2根管性や1根管性もあるが，2根で2根管が独立したWeineの分類タイプ3が多く（Case 6），次いで2根管が根尖部で合流するタイプ2が多い（Case 7）．稀に3根管もあることから，上顎第一小臼歯を根管治療する際には術前のX線写真で十分把握しておく必要がある（Case 8）．上顎第二小臼歯は1根で1根管性が多く，2根管性でもイスムスを拡大形成すると扁平1根管になることが多い．また，上顎小臼歯では癒合歯も見られる（Case 9）．

Case 8　上顎第一小臼歯の3根管

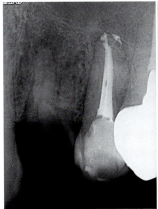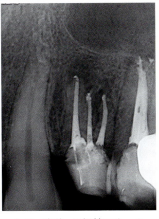

8-1　術前. |4 は2根管のように見える

8-2　術後. 3根管であった

Case 9　上顎第一小臼歯の癒合歯

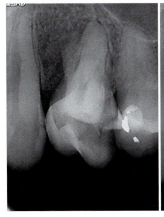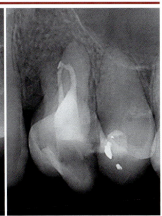

9-1　術前. 癒合歯の |4 は2根管のように見える

9-2　術後. 解剖学的根尖とは離れた方向に根尖孔が開口していた

Case 10　下顎第一小臼歯の2根管

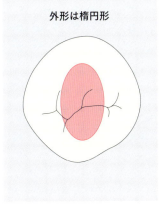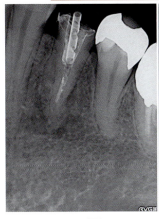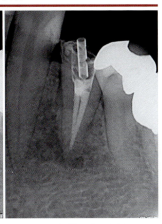

図10　下顎小臼歯のアクセス外形
下顎小臼歯では，舌側部分への拡大に注意する

10-1　術前. |4 は1根のみ根管充填されている

10-2　術後. 頰舌的に2根管で，根尖部で合流している

下顎小臼歯は扁平1根のみは本当か？

　下顎小臼歯は上顎小臼歯と同じように，アクセスの外形は楕円形となるが，上顎小臼歯ほどの長楕円形にはならない（図10）．上顎第一小臼歯と同様に下顎第一小臼歯も複雑な根形態となる場合が多く，約25％は頰舌的に2根管である[4]（Case 10）．また，稀に近遠心的に2根管に分離している場合は樋状根となっていることもあるので，その際には注意する（Case 11）．下顎第二小臼歯は1根管が多く，上顎第二小臼歯と同じように扁平1根管になる場合が多い．そして，中心結節も多く存在し，同部の破折に伴う歯髄壊死もよく遭遇するので留意する．

1 根管形態はイメージできているか？

Case 11 樋状根

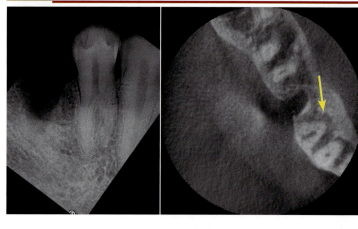

11-1 近遠心的に2根管に見える
11-2 CBCTで観察すると，樋状根であった

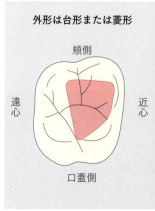

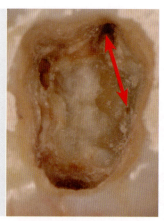

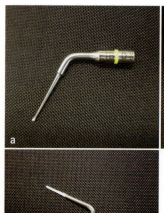

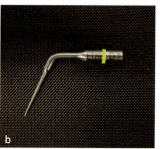

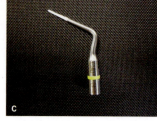

図11 上顎第一大臼歯のアクセス外形
MB2を確認するため台形または菱形となり，三角形ではない

図12 上顎第一大臼歯 MB1とMB2の位置関係
上顎第一大臼歯のMB1とMB2は約2mm離れている

図13 根管口探索に使用する超音波チップ
a：ET-BDチップ
b：ET20Dチップ
c：CAP3チップ

上顎大臼歯の攻略法とそのワンポイントアドバイス

　上顎第一大臼歯は根管治療を学習するうえで最も重要な歯牙であり，この形態に精通すると，かなりの技術的な進歩が認められる．アクセスの外形は，台形または変形した菱形のようになる（**図11**）．3根が多いが，根管数は4根管性が多い．Stropko[5]によると，上顎第一大臼歯の近心頬側根は2根管が93％であると報告している．筆者の臨床実感でも約80％の確率で2根管性である．しかし，この2根管性もバリエーションがあり，一筋縄にはいかない．2根管が根尖部で合流するWeineの分類タイプ2や，2根管がそのまま独立しているWeineの分類タイプ3もあるが，Kulild & Peters[6]は，これらのうち最後まで形成できるものもあれば，途中で形成ができなくなるような根管形態もあると報告している．Cleghornら[7]は，遠心根と口蓋根は98％以上の確率で1根管であるとレビュー論文でまとめている．つまり問題となるのは近心頬側根であり，どのように探索するのかがポイントとなる．

Case 12　MB2の存在　1

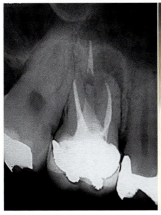
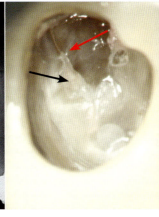
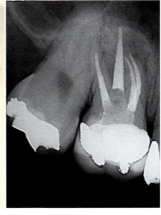

12-1　術前．6̲ は3根のみ根管充填されているが，頬側にサイナストラクトがあった
12-2　術中．黒矢印の部分がMB2で，その上の赤矢印は発育溝
12-3　術後．近心頬側2根管と遠心根および口蓋根を充填

Case 13　MB2の存在　2

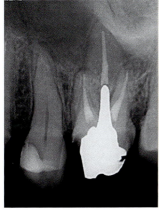
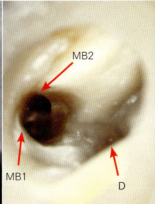
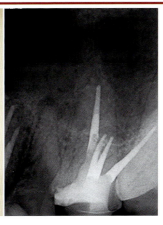

13-1　術前．6̲ は3根のみ根管充填されているが，違和感がある
13-2　術中．MB1の口蓋側寄りのフィンのような部分を探索すると，MB2が開口していた
13-3　術後．偏近心撮影すると，MB1とMB2が近接していることがわかる

　実際の臨床で筆者がどのような手順で探索するのかを解説する．Görduysusら[8]は，MB1（近心頬側第1根管）とMB2（近心頬側第2根管）は約2mm離れていると報告している（図12）．MB1，遠心根と口蓋根の開口部を発見できれば，MB1と口蓋根を結んだ仮想線に対して遠心根から垂線を引いて，その等距離をさらに近心側に描き，その近辺を超音波チップで探索する．用いるチップはエンドサクセスのET-BDとET20D，そしてCAP3である（図13）．まずはET-BDで近心部分の象牙質を削除し，ET20DでMB1の口蓋側寄りの発育溝を探索しながら，象牙質を削除する．その後，CAP3を用いてさらに髄床底部を約1mm削除し，根管口部を探索する（Case 12）．これで見つからなければ，次にMB1の口蓋側寄りにフィンのようなものがないかをCAP3で探索する．フィンの部分にマイクロファイルが少しでも挿入できれば，根管口の可能性がある（Case 13）．それでも見つからなければ，口蓋根の少し近心頬側寄りの部分に発育溝の見落としがないかをCAP3で確認する（Case 14）．これで発見できなければおそらくMB2はないと判断し，形成を終了する（図14）．また，2根管探索ができた場合（MB1とMB2），この2根管の間にはイスムスが存在することが多く，できる限り仕上げ形成でその部分を処理する．

1 根管形態はイメージできているか？

Case 14 MB2の存在 3

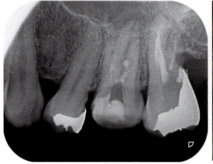

14-1 術前．6̲ は根管治療途中であった

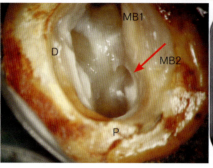

14-2 術中．MB2（赤矢印）はかなり口蓋根寄りに開口していた

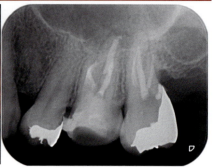

14-3 術後．4根管を根管充填

Step 1

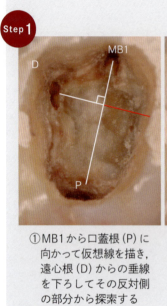

①MB1から口蓋根（P）に向かって仮想線を描き，遠心根（D）からの垂線を下ろしてその反対側の部分から探索する

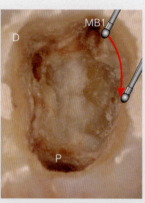

②ET-BDチップで，MB1から口蓋側に向かって出っ張っている近心部の歯質を削除する

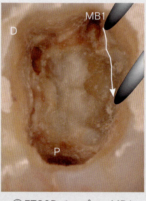

③ET20Dチップで，MB1から口蓋側に向かって発育溝を削除する

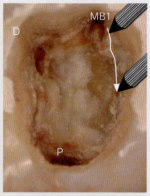

④CAP3チップで，MB1から口蓋側への発育溝を切削し，根管口を探索する

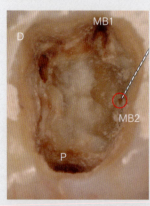

⑤マイクロファイルやエンド探針でMB2を探索する

→ それでも見つからない場合

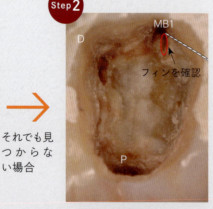

MB1の口蓋側にフィンがないかを探索し，存在すればその部分にマイクロファイルを挿入して根管口の確認をする

→ Step 1, 2でも探索できない場合

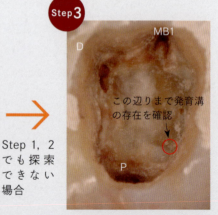

さらに口蓋側（○で示す辺りまで）に発育溝や根管口の確認をする

図14 上顎第一大臼歯のMB2の探索法

Case 15 5根管

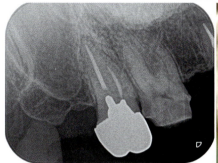
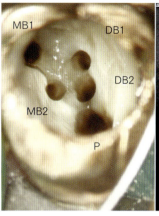
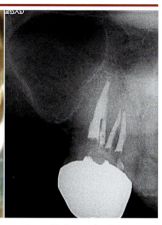

15-1 術前．7|は2根のみ充填されているが，補綴的な理由で再治療を開始

15-2 術中．近遠心とも2根管あり，合計5根管口部が開口

15-3 術後．一部重なって見えるが，5根管を充填

　それでは，上顎第二大臼歯はどうであろうか．実は第一大臼歯に比べて不規則な形態が多く，注意する必要がある（**Case 15**）．Peikoffら[9]のレビュー論文では，3根で3根管が最も多いとし，Libfeld & Rotstein[10]は1,200本の上顎第二大臼歯のX線写真を調べたところ，90.6％が3根管であったと報告している．しかし，Stropko[5]の報告では，近心頬側根の2根管性は60％と非常に高い頻度を示していた．Kimら[11]のアジア人に関する報告では，CBCTによる検査でも75％は3根3根管であり，次いで2根管が9.3％と多かったと述べている．また，3根や2根に癒合している歯牙も7％と存在していた．つまり，多くは3根管であるが，癒合歯には要注意である．

下顎大臼歯の解剖学的特徴とその落とし穴

　下顎大臼歯のアクセス外形は四角形またはD型となる（**図15**）．近心根でも遠心根でも，頬側に偏った1根管が見られたら，舌側にもう1根管が存在する可能性が高い．これは「対称の法則」と呼ばれており，下顎臼歯によく見られるルールである．de Pabloら[12]による下顎第一大臼歯のレビュー論文では，3根管性が61％で，4根管性が36％であり（**Case 16, 17**），近心根は頬舌的に2根管が94％で，2根尖孔が最も多く（52％），次いで2根管1根尖孔（35％）であった．遠心根は長楕円の1根管1根尖孔が多く（63％），次いで2根管1根尖孔（15％）であった（**図16**）．遠心舌側根は民族性があり，われわれアジア人にはやや多いので注意すべきである．その場合には，偏心撮影（偏近心撮影）を行うと，近心根と遠心頬側根との間に尻尾のように湾曲した根管が見えることがあるので，注意深く観察すべきである．

1 根管形態はイメージできているか？

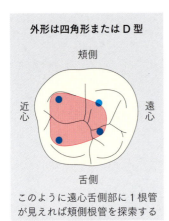

図15 下顎第一大臼歯のアクセス外形
頬舌的に対称の法則があり，どちらか一方に偏った根管があれば，その反対側にも根管がある確率は高い

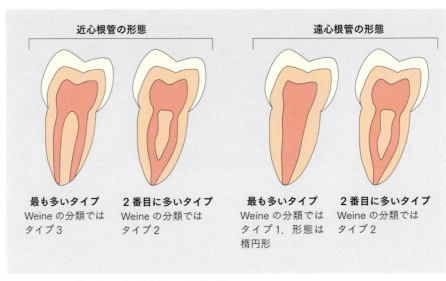

図16 下顎第一大臼歯の近遠心の根管形態

Case 16 下顎第一大臼歯の4根管

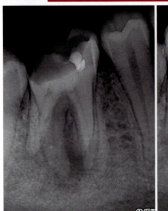

16-1 術前．6]の4根管

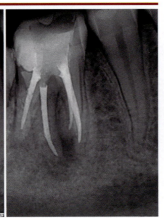

16-2 術後．4根管の充填後

Case 17 下顎第一大臼歯の3根管

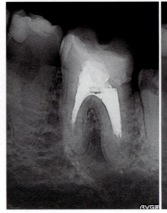

17-1 術前．[6 は近心根と遠心根の各1根が処置されている

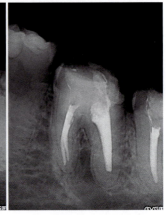

17-2 術後．近心根は2根管，遠心根は扁平1根管の充填となった

　また，近心頬側根と近心舌側根の間に位置する MM（Middle Mesial）根は，以前では多くとも12％程度[13]とされていたが，近年では若年者ほど発現頻度が高く平均で20％[14]という報告もあり，見落とさないように調べる（Case 18）．イスムスは近心根のほうが多く von Arx ら[15]や Hsu & Kim[16]は80％以上の頻度で存在し，遠心根でも20〜30％は見られたと述べている．また，Hsu & Kim はイスムスを5つのタイプに分類している（図17）．そして，忘れてはならないのが下顎第二大臼歯の樋状根である．この歯牙も民族性があり，アジア人には約半数の45％ぐらいの頻度で見られる．

Case 18 MM根

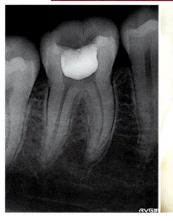
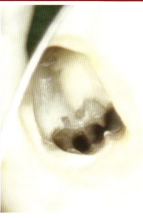
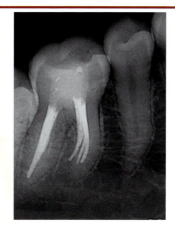

18-1 術前．6｣は近心根2根と遠心根1根のように見える
18-2 術中．近心根は4根管口が開口した
18-3 術後．近心根は3根管に分かれて根管充填し，遠心根は扁平1根管であった

図17 イスムスの分類

タイプ1：2〜3つの根管があるが，これらの根管に繋がりはない
タイプ2：2つの根管に繋がりがある
タイプ3：3つの根管があり，各根管には繋がりがある
タイプ4：2つの根管の間に繋がりがあり，根管はこのイスムスを越えて入り込んでいる
タイプ5：2つの根管の間の繋がりが明確に存在している

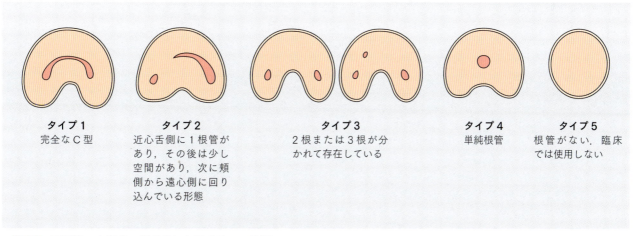

タイプ1 完全なC型
タイプ2 近心舌側に1根管があり，その後は少し空間があり，次に頬側から遠心側に回り込んでいる形態
タイプ3 2根または3根が分かれて存在している
タイプ4 単純根管
タイプ5 根管がない．臨床では使用しない

図18 下顎第二大臼歯の樋状根におけるFanの分類

　Fanら[17)]は，歯冠側から見た根管開口部を5つのタイプに分けている（図18）．タイプ5は根管が見られない部位を示しているので，実際はタイプ1〜4で表すことが多い．これらは歯牙を切断する部位によって4つのパターンに分けているが，われわれが臨床を行う場合には，根管口部から中央部の形態をイメージしてアクセス，そしてストレートラインアクセスを行わなければならない．そう考えると，タイプ2の形態で

1 根管形態はイメージできているか？

Case 19 樋状根（Fanの分類タイプ2）

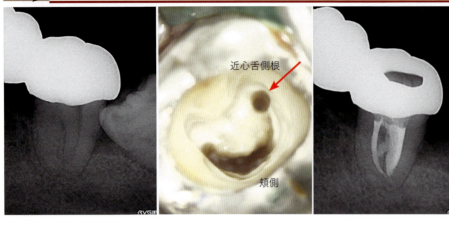

19-1 術前．7⏌の樋状根
19-2 術中．Fanの分類タイプ2
19-3 根管充填後

Case 20 樋状根（Fanの分類タイプ3）

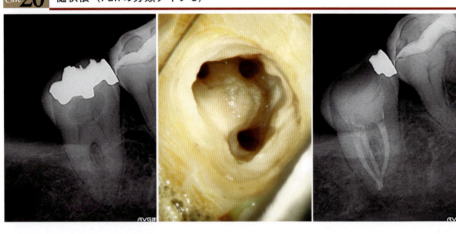

20-1 術前．7⏌の歯髄壊死
20-2 術中．Fanの分類タイプ3
20-3 根管充填後

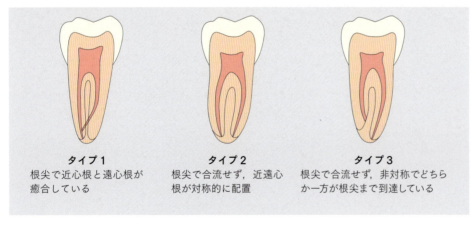

タイプ1
根尖で近心根と遠心根が癒合している

タイプ2
根尖で合流せず，近遠心根が対称的に配置

タイプ3
根尖で合流せず，非対称でどちらか一方が根尖まで到達している

図19 下顎第二大臼歯の樋状根のデンタルX線写真での形態分類

根管形成が終了する場合が多くなる（Case 19, 20）．また，彼らは二次元のデンタルX線写真でも3つのタイプに分けており[18]，タイプ1は根尖部で近心根と遠心根が合流しているもの，タイプ2は近遠心根が根尖部で合流せずに対称的に配置しているもの，そしてタイプ3は根尖部で合流はせずに非対称的でどちらかの根管は根尖部まで繋がっているものをいう（図19）．

まとめ

根管の解剖は典型的な決まった形態が多く存在するが，特に上顎側切歯，上下顎第一小臼歯，上下顎第一大臼歯，上下顎第二大臼歯は要注意である．特に上下顎第二大臼歯は不規則な形態もあり，そして患者の開口量にも関係するが，術野の確保が難しく，器具操作もたいへん困難な場合が多い．したがって，術前のX線写真による診査を十分に行い，治療計画を立ててから行わないと，偶発症やアクシデントを起こすことになるので注意する．

文　献

1) Weine FS. Endodontic Therapy. 5th ed. Mosby, 1996; 243.
2) Vertucci F, Seelig A, Gillis R. Root canal morphology of the human maxillary second premolar. *Oral Surg Oral Med Oral Pathol.* 1974; **38**: 456-464.
3) Kartal N, Yanikoğlu FC. Root canal morphology of mandibular incisors. *J Endod.* 1992; **18**: 562-564.
4) Cleghorn BM, Christie WH, Dong CC. The root and root canal morphology of the human mandibular second premolar: a literature review. *J Endod.* 2007; **33**(9): 1031-1037.
5) Stropko JJ. Canal morphology of maxillary molars: clinical observations of canal configurations. *J Endod.* 1999; **25**(6): 446-450.
6) Kulild JC, Peters DD. Incidence and configuration of canal systems in the mesiobuccal root of maxillary first and second molars. *J Endod.* 1990; **16**(7): 311-317.
7) Cleghorn BM, Christie WH, Dong CC. Root and root canal morphology of the human permanent maxillary first molar: a literature review. *J Endod.* 2006; **32**(9): 813-821.
8) Görduysus MO, Görduysus M, Friedman S. Operating microscope improves negotiation of second mesiobuccal canals in maxillary molars. *J Endod.* 2001; **27**(11): 683-686.
9) Peikoff MD, Christie WH, Fogel HM. The maxillary second molar: variations in the number of roots and canals. *Int Endod J.* 1996; **29**(6): 365-369.
10) Libfeld H, Rotstein I. Incidence of four-rooted maxillary second molars: literature review and radiographic survey of 1,200 teeth. *J Endod.* 1989; **15**(3): 129-131.
11) Kim Y, Lee SJ, Woo J. Morphology of maxillary first and second molars analyzed by cone-beam computed tomography in a korean population: variations in the number of roots and canals and the incidence of fusion. *J Endod.* 2012; **38**(8): 1063-1068.
12) de Pablo OV, Estevez R, Péix Sánchez M, Heilborn C, Cohenca N. Root anatomy and canal configuration of the permanent mandibular first molar: a systematic review. *J Endod.* 2010; **36**(12): 1919-1931.
13) Pomeranz HH, Eidelman DL, Goldberg MG. Treatment considerations of the middle mesial canal of mandibular first and second molars. *J Endod.* 1981; **7**(12): 565-568.
14) Nosrat A, Deschenes RJ, Tordik PA, Hicks ML, Fouad AF. Middle mesial canals in mandibular molars: incidence and related factors. *J Endod.* 2015; **41**(1): 28-32.
15) von Arx T. Frequency and type of canal isthmuses in first molars detected by endoscopic inspection during periradicular surgery. *Int Endod J.* 2005; **38**(3): 160-168.
16) Hsu YY, Kim S. The resected root surface. The issue of canal isthmuses. *Dent Clin North Am.* 1997; **41**(3): 529-540.
17) Min Y, Fan B, Cheung GS, Gutmann JL, Fan M. C-shaped canal system in mandibular second molars Part III: The morphology of the pulp chamber floor. *J Endod.* 2006; **32**(12): 1155-1159.
18) Fan B, Cheung GS, Fan M, Gutmann JL, Fan W. C-shaped canal system in mandibular second molars: Part II – Radiographic features. *J Endod.* 2004; **30**(12): 904-908.

II-2 感染根管にしないための根管形成法とは?

抜髄根管の根管形成法

　根管治療のなかでも最も注目されているのが根管形成から根管充填である．特に根管形成に関してはさまざまな器具が紹介され，市場もこの分野がビジネスに直結するので精力的に展開している．しかし，根管治療で重要なことは，的確に診断し，無菌的治療を行うことであり，新しい器具が成功率を上げるものではない．根尖性歯周炎の予防と治療の原則を忘れないでいただきたい．とはいえ，実際の現場ではどのようにすれば"早く・うまく・安く"できるかと，どこかのキャッチフレーズのように考えている臨床家も少なくない．残念ながら根管治療は時間がかかり，少なからずコストもかかるものである．

　そこで，本稿では筆者が行っている根管形成を解説する．

根管形成の手順

　抜髄を行う手順は，①アクセス，②ストレートラインアクセス，③ネゴシエーション，④作業長決定，⑤根管形成，⑥仕上げ形成となる．では，どの時点からラバーダム防湿を行うかであるが，抜髄操作に慣れない間は，アクセスを行った後にクランプを装着するほうが安全である．理由は，ラバーダム防湿を行った後にアクセスすると歯軸方向がわからなくなり，パーフォレーションを起こす危険性があるからである．経験豊富な臨床家など抜髄に慣れていれば，ラバーダム防湿を行ってからアクセスしても問題ないと考えている．また，そのほうが感染を防止できるのでより無菌的である．

アクセス

　アクセスの外形については前章の根管解剖でも解説したが，この形が歯頸部に開口している根管口の位置関係と考える．上顎前歯は近遠心径の幅があり，咬頭ではなく切縁なので，外形が逆三角形（犬歯は楕円形でも可）になる（**図1**）．下顎前歯は近遠心径の幅がないので長楕円形となる．小臼歯に関しては，上顎が超長楕円形，下顎が楕円形

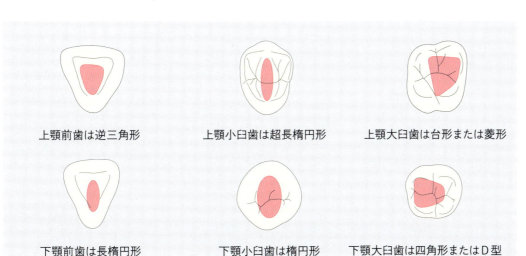

図1 アクセスの外形

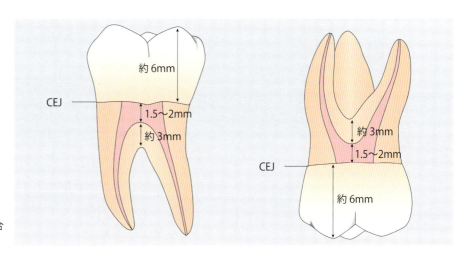

図2 大臼歯にアクセスする場合のランドマーク

となる．上顎大臼歯は台形または菱形となり，下顎大臼歯は四角形またはD型となる．ただし，健全歯を抜髄することはないので，このような形態を重要視する点は，あくまでも根管口の開口位置関係の把握と，歯質の過剰切削による歯牙の垂直性歯根破折の防止を図るためである．

　抜髄時に使用するバーは滅菌された新品のものを使用すべきである．はじめは小さな窩洞から形成し，徐々に大きくするように心がけないと，後で修正ができなくなるので注意する．特に大臼歯の場合，天蓋がどこなのか，また髄床底がどこなのかが判断しかねる時がある．多くの症例で天蓋の位置はCEJと一致しており，そして髄床底から根分岐部の骨組織まで約3mm厚みが存在する（図2）．これらのランドマーク[1]を参考にしながらアクセスを心がける．天蓋除去後は，回転切削器具で根管口を探索するのではなく，超音波チップで約1mmの歯質を削除しながらその入り口を探索する．その理由は，回転切削器具で探索すると出血が多く，どこまで削っているのかの判断ができず，気がつくと髄床底まで削ってパーフォレーションを起こしてしまう可能性があるためである．それに比べて，超音波チップでは注水と無注水を交互に行うが，主に無注水で歯髄組織を取り除き，チップの熱により出血を抑えながら確認して切削が行える．

2 感染根管にしないための根管形成法とは?

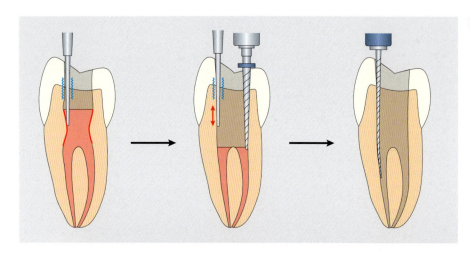

図3 ストレートラインアクセス
根管口部のエンド三角のように張り出している象牙質を取り除くことで，ファイルが直線的に根尖方向に挿入でき，根管洗浄も効率よく行えるように移行的に形成する

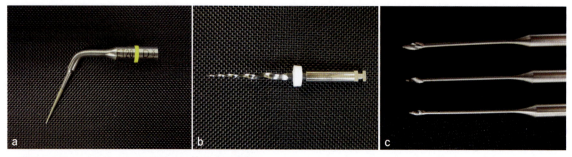

図4 ストレートラインアクセスに使用する器材
a：ET-20Dチップ，b：根管口部拡大用のNiTiファイル，BR0（#25/08），c：ゲーツグリデンバー

ストレートラインアクセス

　この段階では，根管口部の上部に張り出している象牙質を除去し，ファイルが根管口部から根尖方向に真っすぐ挿入できるような形態にする（図3）．以前のエンド三角除去と似ている．また，このストレートラインアクセスを達成することにより，根管洗浄効果が上がるだけでなく，器具破折の防止にも繋がる．使用する器材は，根管口を拡大するNiTiロータリーファイル，またはゲーツグリデンバー，超音波チップにて行う（図4）．ピーソーリーマーは刃部が長いため，根管の内湾側の歯質を過剰切削してしまう可能性があり，最悪の場合は穿孔（ストリップパーフォレーション）を引き起こすので使用しないほうが賢明である．ゲーツグリデンバーはレッジを起こす可能性があるため，＃1〜＃3を使用し，＃4は使用しないほうが良い．また，ダイヤモンドバーで根管口部を切削すると過剰切削になるので，こちらも使用しないほうが良い．

　根管口部の探索は超音波チップで行うが，器具操作は1分以内の無注水で行い，その後に注水にて冷却洗浄を繰り返す．ストレートラインアクセスでも使用したET-20Dチップ，先端が丸いダイヤモンドがコーティングされたET-BDチップと先端が鋭利なCAP3チップ（図5）を使用し，発育溝を頼りに根管を探索する．アクセスとストレートラインアクセスは，臨床では行ったり来たりしながら完成するものであり，ここからここまでがこれと決めつけないようにする．

根管からの細菌除去

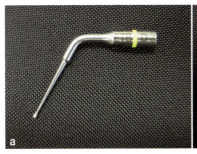
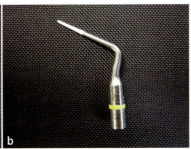

図5　根管口部の探索に用いる器材
　　a：ET-BDチップ，b：CAP3チップ

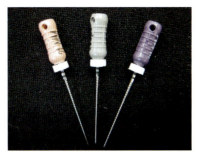

図6　ネゴシエーションに用いる
　　 Kファイル
　　 一般的な症例では#8〜#15
　　 を使用するが，石灰化根管に
　　 は#6から使用

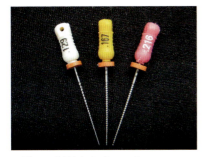

図7　中間サイズファイル
　　 タルサプロファイルシリーズ
　　 29（デンツプライ三金）．#1
　　 〜#3は29％の増加率で大き
　　 くなる

号　数	#10	→	#15	→	#20	→	#25	→	#30	→	#35	→	#40
増加量（mm）		0.05		0.05		0.05		0.05		0.05		0.05	
増加率（％）		50		33.3		25		20		16.7		14.3	

図8　Kファイルの号数と増加率
　　 特に#10〜#15は急激に大きくなるので，中間的なファイルが必要である

ネゴシエーション

　根管の探索のことであり，①根管の狭窄，②根管の湾曲，③根管の長さ，④穿通の有無，⑤根管の石灰化などを，ファイルを使用して調べる．使用するファイルはステンレススチール製の小さなサイズのものとし，種類は約3種類（通常のKファイル，中間サイズファイル，石灰化根管用ファイル）である．Kファイルは#8〜#15を使用する（図6）．中間サイズファイルは#10と#15の間のファイルが1本のみ必要である（図7）．#10と#15の中間サイズのファイルを使用する理由は，先端の増加率がこの間のみ50％となり，急に先端が大きくなるのでファイルが根尖方向に入りにくくなるからである（図8）．臨床でも#10が予定の長さまで入ったのに，#15になるとなかなか入らないという経験をしているはずである．石灰化根管用ファイルはCプラスファイルと呼ばれるもので，#6，#8，#10が必要となる（図9）．Cプラスファイルは，ファイル先端から4mmまでが4〜5％のテーパーで，その後は刃部16mmまでが1％のテーパーに下がるファイルである．先端の鋭利なカッティングデザインとISOファイルのテーパーとは異なる先端4mmの大きなテーパーにより，ファイル自体にコシが得られ，狭窄した小さな根管口でも食い込んでいく性質がある．この食い込む感覚はスティッキー感と呼ばれ，この感覚が得られなければそれ以上ファイルが進まないのでその時点で中止し，その長さまで形成することになる．

2 感染根管にしないための根管形成法とは？

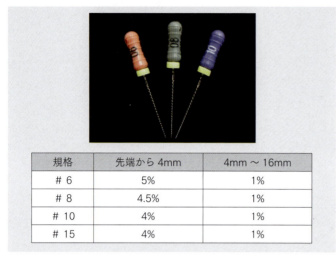

図9 Cプラスファイル（デンツプライ三金）
ファイル先端の鋭利な形態が特徴で，石灰化根管には#6から使用しスティッキー感の有無を調べる

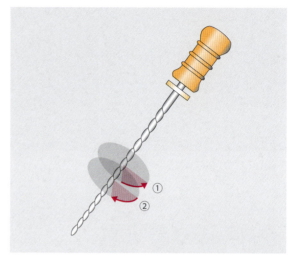

図10 ウォッチワインディングモーション
約30°の範囲内で，キリモミのようにねじる動作で，時計回りと反時計回りを繰り返し行う

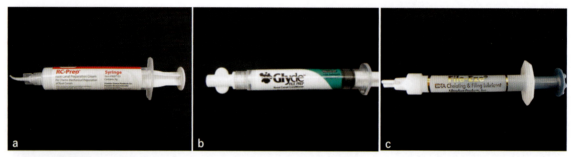

図11 潤滑剤
a：RCプレップ（白水貿易），b：グライド（デンツプライ三金），c：ファイリーズJ（ウルトラデント）．これらは潤滑剤として使用し，EDTAとしては使用しない

　器具操作はすべてのファイルでウォッチワインディングモーション（Watch-winding Motion）を行う（図10）．その際には潤滑剤としてRCプレップやグライド，ファイリーズを使用する（図11）．実際の臨床では，このネゴシエーションの段階で根管探索はもちろん，作業長決定，根管形成に必要な予備拡大のグライドパス（Glide Path：#15Kファイルまでが作業長に抵抗なくファイリングできている状態を指し，この抵抗なくファイリングできることをルースファイリングと呼ぶ）の完成を目指している．つまり，この3つの作業をこの段階で行っている．

作業長決定

　どこまで形成するのかが問題であるが，根尖部の解剖を思い出してもらいたい．解剖学的根尖孔（メジャーダイアメーター：Major Diameter）と根尖最狭窄部（マイナーダイアメーター：Minor Diameter）の2つの終着点のうち，根尖最狭窄部を目指すべき

図12 根尖部の解剖
解剖学的根尖孔はメジャーダイアメーターと呼ばれ，根尖最狭窄部はマイナーダイアメーターと呼ばれる

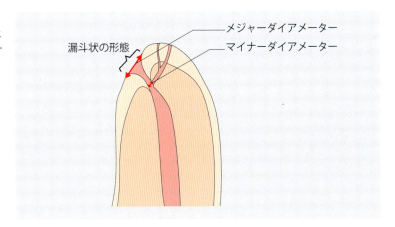

である（**図12**）．しかし，この根尖最狭窄部を正確に見つけ出す術がないため，止むを得ずわれわれ歯科医師が意図的に決めるほかないのである．その際，どのポイントが最も信頼されているのかが重要であり，Apexと0.5ではApexのほうが信頼性は高いと言われている[2]．

筆者はルートZX（モリタ）を臨床で使用しているため，この使用方法について解説する．根管内に3％次亜塩素酸ナトリウム溶液（ヒポクロ）を浸して，＃10Kファイルをウォッチワインディングモーションで根尖方向に進めていく．機器のApexと表示されたポイントを過ぎるとピーと音が鳴り続けるので，初めてその音を確認したポイント，または音が鳴って根尖孔部を一度通り過ぎてから再度ファイルを歯冠側方向に持ち上げ，初めてピッという音が安定したポイントまでの長さをラバーストッパーで確認して計測する．これがApexとなり，その長さから実寸で1mm引いた長さを作業長とする．おそらく第3世代以降の根管長測定器であればルートZXと同じような方法で使用できると思われるが，メーカーに一度確認したほうが良いであろう．

根管形成

根管形成では，NiTiロータリーファイルを用いると時間短縮に役立つので，その使用をぜひお勧めしたい．破折やコストがその使用を躊躇させる原因と思われるが，手用ファイルのみでの形成（62頁参照）に比べて短時間できれいに形成できるので，その差は歴然である．もちろん，すべての症例でなくてもかまわないので，その使用に慣れるべきである．一般的に臼歯の治療に時間やストレスがたまるので，まずは小臼歯に，それから大臼歯へと応用範囲を拡大すれば良い．それで快適であると実感すれば，全症例に用いるようにする．

1．形成方法

形成方法には，クラウンダウン形成（Crown-down Preparation）とフルレングス形成（Full Length Preparation）がある．

2 感染根管にしないための根管形成法とは？

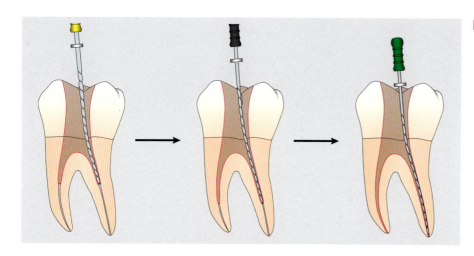

図13　クラウンダウン形成
ロータリーファイル初心者に適しており，破折リスクは低いが，湾曲根管ではレッジなどを起こしやすく，形成時間も長い

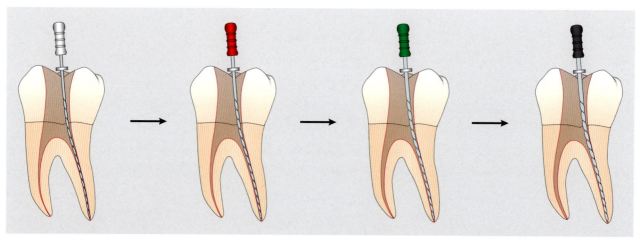

図14　フルレングス形成
作業長が決まると，その長さを維持しながら順次拡大する方法で，形成時間が短く，レッジやジップ形成が少ないが，ファイル先端が拘束されるので破折リスクは高まる

　クラウンダウン形成は，歯冠側から根尖側に向けてサイズやテーパー度の大きなファイルから小さなファイルに順次使用する方法である（図13）[3]．ファイル先端が根管内で拘束されず，先端から少し離れた部位で根管内壁と接触し形成するので，破折しにくいためNiTiロータリーファイル初心者の臨床家には適していると言われている．ただし，形成終了まで時間がかかり，レッジやトランスポーテーションを引き起こす可能性がある[4]．また，どこまで挿入できれば次のファイルに進んで良いかの目安がないので不安である．

　フルレングス形成は作業長決定後，その長さを目安に小さなサイズのファイルから大きなサイズのファイルに順次形成するので，短時間で形成が終了し，レッジ発生も少ない（図14，15）[4]．しかし，ファイル先端が拘束されるので，破折するリスクは高くなる．

2．NiTiロータリーファイル

　NiTiロータリーファイルは大きく分けて2種類ある．Active Instrument（アクティブインストゥルメント）はアグレッシブに形成でき，Passive Instrument（パッシブイン

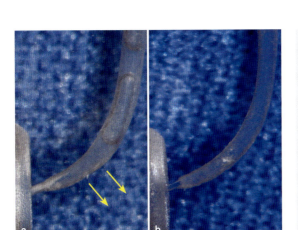

図15 形成方法による違い
a：クラウンダウン形成は外湾側に広がり，少しレッジ状になりやすい
b：フルレングス形成は同心円状に形成できる

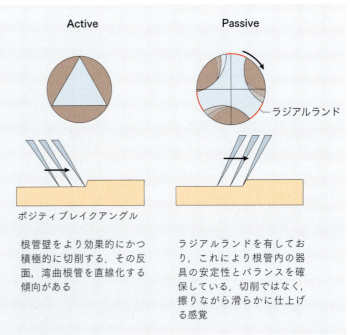

ポジティブレイクアングル

根管壁をより効果的にかつ積極的に切削する．その反面，湾曲根管を直線化する傾向がある

ラジアルランドを有しており，これにより根管内の器具の安定性とバランスを確保している．切削ではなく，擦りながら滑らかに仕上げる感覚

図16 アクティブインストゥルメントとパッシブインストゥルメント

ストゥルメント）はラジアルランドがあり，擦りながら仕上げるようなファイルである（図16）．どのような NiTi ロータリーファイル等を選択するかは，各ファイルの特性を十分理解したうえで決定しなければならない．筆者はフルレングス形成を採用しており，それに適した NiTi ロータリーファイルを選択している．これ以外にも1本で反復運動するファイルや，形成しながら洗浄もできるファイル等が多数紹介されている．筆者は1本で根管形成ができるとは考えてはおらず，根管形成用ファイルを選択する基準は長く継続的に提供しているファイルで，柔軟性があり，できるだけ使用本数が少なく，そして安価なものが良いと考えている．現在は BioRaCe を中心に臨床を行っているが（図17），これ以外に ProTaper NEXT，K3 XF，そして TF Adaptive を症例によって選択している（図18）．新しいファイルが根尖性歯周炎を治すわけではなく，また成績を向上させるわけでもないので，よく吟味してから選択すべきである．

3．どこまで拡大するのか？

小臼歯や大臼歯の湾曲根管では＃40/04 を一つの目安に行う．根尖最狭窄部（マイナーダイアメーター）の大きさが＃25～＃30 と報告されている[6]ので，このような拡大号数を基本にしているが，症例によってはもう少し拡大したほうが良い場合や，反対に少し拡大を控えたほうが良い場合もある．上顎前歯では＃50～＃60 ぐらいは拡大することになる．どれくらいまで拡大すべきかはこれまでも議論されているが，材料学的な問題からのいろいろな経緯もあり，明確な答えが出ていない．現在では各根管と湾曲の程度により図19 に示す目安を参考に形成している．各根管の最終拡大号数も，この目安から症例に応じて上下する場合がある．

2 感染根管にしないための根管形成法とは？

＜BioRaCeでのフルレングス形成＞

Step 1
ネゴシエーションを行い，作業長決定後に＃15Kファイルの作業長までのルースファイリングを確認する．その後，ファイル先端に潤滑剤を塗布したBR0を用いて，根管口部を600 rpm/1.0 Nで拡大

Step 2
ヒポクロで洗浄後，ファイル先端に潤滑剤を塗布したBR1を600 rpm/1.0 Nで作業長まで形成

Step 3
先端に潤滑剤を塗布したBR2〜BR5のファイルを600 rpm/1.0 Nの設定で作業長まで形成．形成中はファイル交換ごとにヒポクロで洗浄する．BR4またはBR5が最終拡大形成の目安となるが，さらに拡大する場合はStep 4に進む

Step 4
BR5が根尖部で抵抗がなければ，BR6，BR7の順に形成拡大．拡大形成の目安を参考に，術前にどれくらい拡大したほうが良いのかを頭の中に入れておく

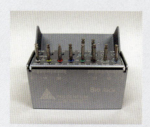

基本セットはBR0〜BR5であるが，前歯や大臼歯の太い根管ではBR6（＃50/04），BR7（＃60/02）を使用する．BR3が作業長の−2mmぐらいまでしか到達しない場合はBR4C（#35/02）またはBR5C（#40/02）で形成する

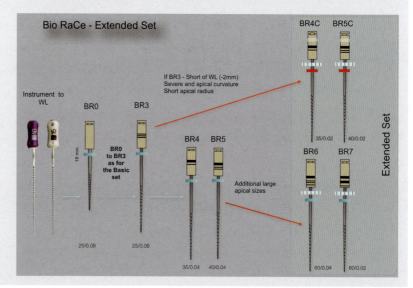

図17 BioRaCe（白水貿易）
注意点は，Step 3でBR3が作業長の手前約2mmでかなり抵抗があれば，無理せずに抵抗を感じたところでBR3での形成を中止し，BR4C（＃35/02）またはBR5C（＃40/02）で拡大形成する．その後はステップバック（Passive Step-back）[5]を行い，少しテーパーを付与して根管洗浄と根管充填が行えるようにする

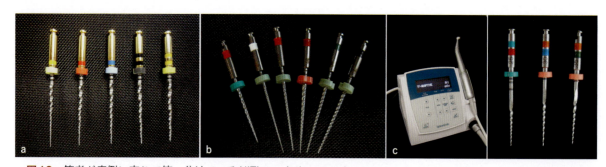

図18 筆者が症例に応じて使い分けているNiTiロータリーファイル
a：ProTaper NEXT（デンツプライ三金），b：K3 XF（ヨシダ），c：TF Adaptive（ヨシダ）

4．手用ファイルでの形成

手用ファイルのみで拡大形成を行う場合はNiTi製Kファイルが必要となる（**図20**）．ネゴシエーションにてステンレススチール製の＃15ファイルでグライドパスが完成した後，作業長を設定したNiTi製Kファイルを＃20〜＃35または＃40までバランスドフォーステクニック（Balanced Force Technique，**図21**）で根尖部を拡大形成し，その後ステップバックを行う．ステンレススチール製Kファイルでも根尖部を拡

根管からの細菌除去

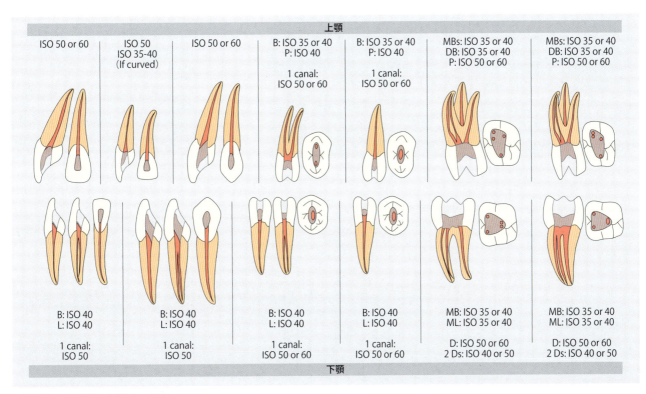

図19 歯種別拡大形成の目安

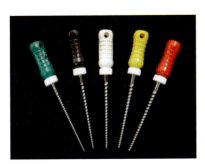

図20 NiTi製Kファイル
見た感じは通常のKファイルと同じである

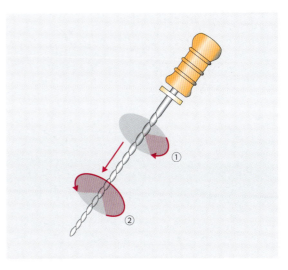

図21 バランスドフォーステクニック
まず30°ぐらい時計回りに回転させた後、引き続いて反時計回りに圧をかけながら約180〜270°回転させる

大形成できるが、湾曲根管では多くの場合にレッジやブロックを起こす可能性があるので、筆者はこのようにしている.

仕上げ形成

根管形成が終了すれば、根管充填がスムースに行えるように根管内壁を移行的に仕上げる必要がある。超音波チップのAMファイルやET-25などを使用する場合が多い（図22）.

2 感染根管にしないための根管形成法とは？

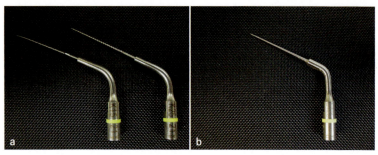

図22 仕上げ形成に用いる超音波チップ
　a：AMファイル．仕上げ形成には#25を主に使用
　b：ET-25．チタンニオビウム製で，仕上げ形成や破折ファイル除去等に使用

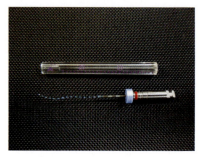

図23　XP-endo Finisher（FKG）
20℃ではマルテンサイト相であるが，口腔内で使用すると35℃以上でオーステンナイト相となり，扁平根管等の仕上げ形成が可能である

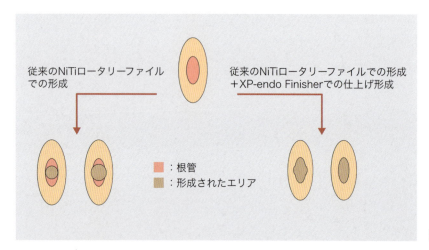

図24　仕上げ形成の概念図

　多くの場合に根管は，楕円形のような不規則な形態をしており，従来型のNiTiロータリーファイルでの根管形成では限界があり，根管内壁にファイルが接触していない部分がある[7〜9]．楕円形根管ではその長径と短径があり，従来のファイルでは短径を形成していることになる．つまり，楕円形の長径を正確に測る術，形成する術が現在のところないため[10]，これまでは仕上げ形成で形成不足部分を補う必要があった．近年，NiTi合金の熱処理加工により独創的な形態を呈するファイルが登場し，仕上げ形成用にも使用されるようになっている（図23，24）．

臨床例

　患歯はChapter I-1で提示した 7| の不可逆性歯髄炎の症例である（**Case 1**）．治療回数は2回で終了している．初回は根管形成までを行い，2回目の治療で根管充填を行った．大臼歯の治療に関して，慣れない間は回数を3〜5回と考え，無理はしない．臨床経験が増えてくると手際もわかり，無駄が省けて回数も少なくなってくる．まずは大臼歯の抜去歯牙（智歯以外）で練習し，アクセスから拡大形成，そして仕上げ形成までを約1時間で終えるように訓練する．抜去歯牙でできないことは，口腔内では絶対にできないので，肝に命じて頑張ってほしい．

Case 1 根管形成

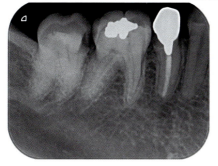

1-1 患者は30歳，女性．患歯は7̅．術前での歯髄診断は不可逆性歯髄炎，根尖部周囲組織診断は症状のある根尖性歯周炎（19頁参照）

動画で確認
根管形成

以下のサイト
〈http://www.ishiyaku.co.jp/ebooks/461280/〉
にて動画をご覧いただけます

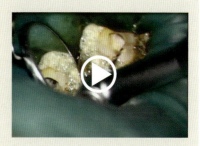

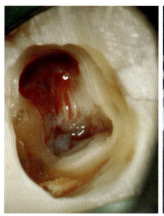

1-2 天蓋が除去され，出血がみられる

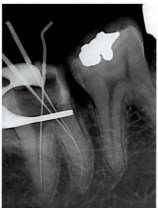

1-3 ネゴシエーションを行い，根管長測定器により作業長決定．X線写真はApexで撮影

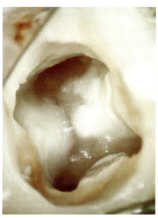

1-4 BioRaCeによるフルレングス形成終了．近心根は2根（MB, ML）で，円形に近い根管口．遠心根（D）は1根で，長楕円形の根管口

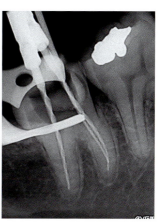

1-5 最終形成のファイルが作業長まで到達している．MBとMLはBR5（#40/04），DはBR6（#50/04）で最終形成を行った．本症例の根管充填についてはⅢ-2のCase3を参照

文　献

1) Deutsch AS, Musikant BL. Morphological measurements of anatomic landmarks in human maxillary and mandibular molar pulp chambers. *J Endod*. 2004; **30**(6): 388-390.

2) Ounsi HF, Naaman A. *In vitro* evaluation of the reliability of the Root ZX electronic apex locator. *Int Endod J*. 1999; **32**(2): 120-123.

3) Fava LR. The double-flared technique: an alternative for biomechanical preparation. *J Endod*. 1983; **9**(2): 76-80.

4) Bonaccorso A, Cantatore G, Condorelli GG, Schäfer E, Tripi TR. Shaping ability of four nickel-titanium rotary instruments in simulated S-shaped canals. *J Endod*. 2009; **35**(6): 883-886.

5) Torabinejad M. Passive step-back technique. *Oral Surg Oral Med Oral Pathol*. 1994; **77**(4): 398-401.

6) Kuttler Y. Microscopic investigation of root apexes. *J Am Dent Assoc*. 1955; **50**(5): 544-552.

7) Peters OA, Peters CI, Schönenberger K, Barbakow F. ProTaper rotary root canal preparation: effects of canal anatomy on final shape analysed by micro CT. *Int Endod J*. 2003; **36**(2): 86-92.

8) Peters OA, Schönenberger K, Laib A. Effects of four Ni-Ti preparation techniques on root canal geometry assessed by micro computed tomography. *Int Endod J*. 2001; **34**(3): 221-230.

9) Peters OA, Laib A, Gohring TN, Barbakow F. Changes in root canal geometry after preparation assessed by high-resolution computed tomography. *J Endod*. 2001; **27**(1): 1-6.

10) Jou YT, Karabucak B, Levin J, Liu D. Endodontic working width: current concepts and techniques. *Dent Clin North Am*. 2004; **48**(1): 323-335.

II-3 根管形成中の偶発症の予防と対応はできているか？

偶発症でパニックに陥らないための術

　根管形成中の偶発症は多くの歯科医師が経験しているはずである．筆者も卒業したての頃はこの問題に悩まされた．当時は，現在のような科学的根拠はあまり普及されていなく，術者の経験的勘や民間療法的なテクニックで片づけられていたような気がする．しかし近年では，技術的そして材料的な革新により多くのエビデンスも示され，臨床家にとって頼もしい報告も多く存在する．本稿ではそれらを踏まえて，根管形成中に遭遇する偶発症の予防法と対処法を考えていきたい．

　抜髄処置に慣れない間は，まず軟化象牙質を除去中に露髄し出血すると，天蓋に穿通しているのか，もしくは髄床底まで達してしまったのか，不安になることがあるかもしれない．また，やっと冠部歯髄が除去できて作業長を測定し，いよいよ根管形成となり，機嫌よく形成していると急に出血が起こり，パニックに陥ったことがある臨床家も少なくはないであろう．そこで，根管形成中に起こる偶発症を2つの過程に分けて考えてみる．

アクセスからストレートラインアクセス中に起こる偶発症

1. アクセス中に発生した偶発症の原因と予防法

　アクセス中に起こす偶発症の多くは，やはり歯頸部や髄床底でのパーフォレーションである．歯髄腔の天蓋が除去されているにもかかわらず，出血が多い場合には根管口部の位置も確認しにくく，また天蓋をバーが穿通している感覚もあまり感じられない時もある．年齢の若い患者であればこのようなことはあまり起こらないが，中高年の患者や外傷，またはかなり以前に覆髄処置や不完全な根管処置を受けた患者では歯髄腔が狭窄しているため，上記のように戸惑うことがある（**Case 1, 2**）．術前のデンタルX線写真で，よく観察しておくことが大切である．

　また，上顎前歯では歯冠部の大きさ，下顎前歯や小臼歯部では近遠心的幅径が小さいために歯牙の長軸方向へのアクセスに確信がもてない時がある．術前に用いるバーの長

根管からの細菌除去

Case 1 歯髄腔狭窄症例

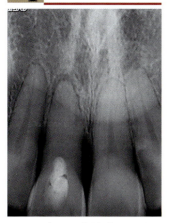

1-1 ⌊1 の歯髄腔は見えるが，⌈1 の歯髄腔が全く見えない．⌈1 は外傷の既往がある

Case 2 不完全な根管処置を受けた症例

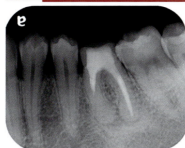

2-1 ⌊6 の違和感を主訴に紹介で来院．近心根は湾曲とは異なる方向に充填されており，歯髄腔は見えない

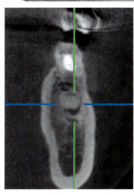 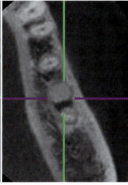 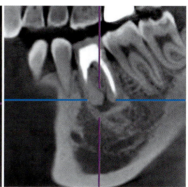

2-2 デンタルX線写真では明確ではない根尖病変も，CT画像ではっきりと写っている

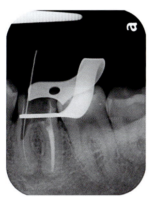 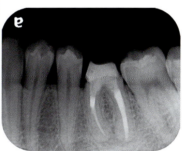

2-3 作業長測定
2-4 根管充填後

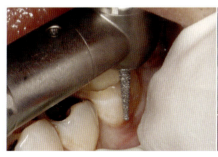 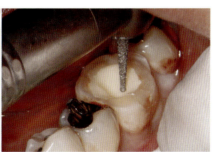

図1 バーの方向と歯の長軸方向を合わせる

さを確認し，あらかじめ口腔内で試適してランドマークとなる CEJ[1] や歯頸部までの距離を確認しておくと安心である（図1）．術者だけではなく，アシスタントにも確認してもらうとより確実である．くだらないと思われるかもしれないが，基本を厳守することで，このような偶発症は減るはずである．そして，いきなり大きな外形でアクセスするのではなく，小さな窩洞から少しずつ大きく拡大するように心がける．

3 根管形成中の偶発症の予防と対応はできているか？

Case 3 パーフォレーション修復

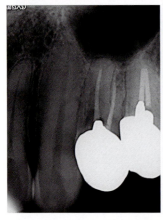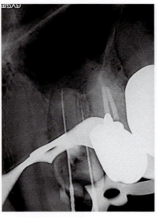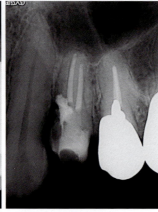

3-1 |4 の近心歯頸部に透過像が見られる
3-2 近心の歯頸部はパーフォレーションしており，MTAセメントにて修復し作業長を測定
3-3 根管充填後

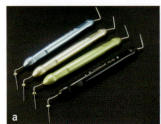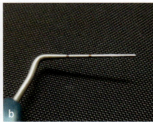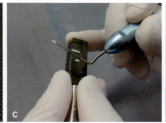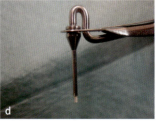

a b c d

図2 パーフォレーション修復に使用する器具
a〜c：BLコンデンサー（ペントロンジャパン）．BLコンデンサーでブロックからMTAセメントをすくい取り，充填する．
d：ニエットキャリア（日本歯科商社）

2．アクセス中に発生した偶発症への対応

　歯頸部付近でのパーフォレーションは，①歯肉縁上，②歯肉縁下で骨縁上，③歯肉縁下で骨縁下の3つに分けることができる．歯肉縁上ではレジンやグラスアイオノマーセメント等で修復する．歯肉縁下では，骨縁上でも骨縁下であってもすべてMTAセメントで修復することをお勧めする（**Case 3**）．髄床底でのパーフォレーションも同じくMTAセメントで修復する（**図2，Case 4**）．パーフォレーションの修復では，MTAセメントが多くの研究で良い結果を示している[2)]が，なんらかの理由で使用できない場合はS-EBAセメントで代用する．修復する場合の手順を以下に示す（**図3**）．

> わが国では，MTAセメントの薬事承認は歯髄保存処置のみであり，パーフォレーション修復などに用いる場合は患者の同意を得る必要がある

① パーフォレーション部位の確認
② 肉芽組織の除去（電気メスや水酸化カルシウムによる溶解または炭酸ガスレーザーの使用）
③ ヒポクロによるパーフォレーション部の洗浄（マイクロブラシによるスクラッビング）
④ パーフォレーション部の止血
⑤ パーフォレーション部の大きさの確認とコンデンサーの選択
⑥ 選択したコンデンサーにてMTAセメントを充填
⑦ 完成：充填部の上に滅菌精製水を浸み込ませた綿球を置き，水硬性セメントで仮封
⑧ 次回来院時にMTAセメントの硬化を確認し，セメント上部に付着している綿球の繊維を超音波チップにて除去

Case 4 パーフォレーション修復 2

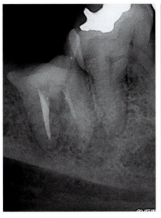

4-1 7┘の髄床底にパーフォレーションが見られる

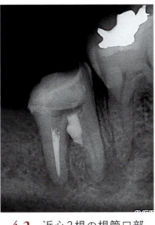

4-2 近心2根の根管口部を確認し、その後にMTAセメントでパーフォレーション部を修復

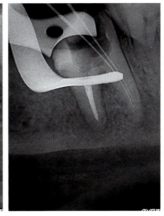

4-3 近心根を探索

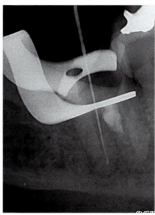

4-4 遠心根の作業長

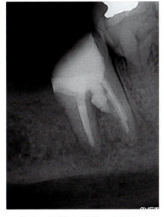

4-5 根管充填後、MTAセメント直下には壊死層が見られる

動画で確認
パーフォレーション修復

以下のサイト
（http://www.ishiyaku.co.jp/ebooks/461280/）
にて動画をご覧いただけます

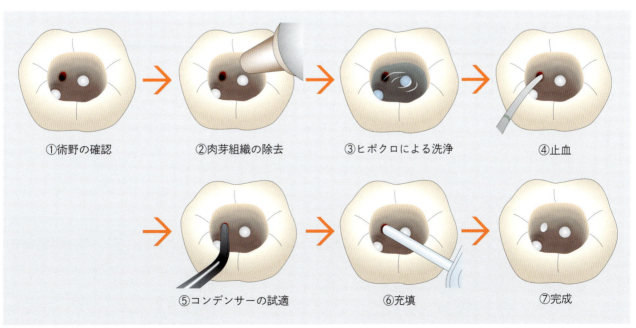

図3 パーフォレーションの修復手順

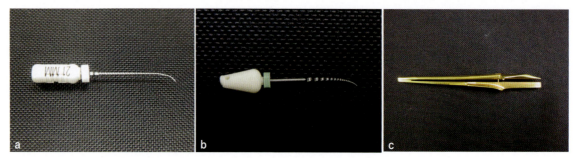

図4　レッジへの対応に使用する器具
　a：プレカーブを付与したKファイル，b：プレカーブを付与したGT手用ファイル，c：プレカーブを付与するエンドベンダー（ヨシダ）

3．ストレートラインアクセス中に発生した偶発症の原因と予防法

　アクセス終了後のストレートラインアクセスにおける偶発症では，根管口部の過剰切削と根管の歯冠側1/3でのレッジが多い．無事にアクセスができても根管口部の位置がわからず，ひたすらダイヤモンドバーで歯質を削除すると，特に歯頸部の歯質の切削過多に繋がりやすい．一度過剰切削すると修正がきかないため，天蓋を除去し大まかな外形の形成ができれば，超音波チップでの切削に変更して過剰切削を防止する．

　根管の位置が確認できても，いきなり根管口部専用のNiTiロータリーファイルやゲーツグリテンドリルを深く挿入し形成すると，湾曲根管では根管の歯冠側1/3のところでレッジを形成する可能性がある．根管の湾曲が20°以上でレッジを起こす危険性が増し[3]，30°以上になれば極端にその発現頻度が増すとの報告もある[4～6]．このような点を考慮して，まず根管の位置が確認できれば，マイクロファイルや番手の小さな手用ファイルが根尖方向に器具操作できるかを確認する．できるようであれば同部を少し拡大し，その後に根管口部拡大用のNiTiロータリーファイルなどを使用する．

4．ストレートラインアクセス中に発生した偶発症への対応

　根管口部を過剰切削した場合には修正ができないため，支台築造の際にレジン等で修復する．歯冠側1/3に形成されたレッジへの対応では，まずプレカーブを付与したKファイル（**図4a**）でレッジ部分に隠れているオリジナル根管を探索し，ピッキングモーションでバイパス形成し，プレカーブを付与したGT手用ファイル（#20/06～#20/12，**図4b**）をショートストロークのファイリングモーションにてレッジ部分の修正形成を行う．そして，Kファイルにてガイド形成を行い，NiTiロータリーファイルにて最終形成を行う[7]（**Case 5**）．

ネゴシエーションからフルレングス形成中に起こる偶発症

1．ネゴシエーション中に起こる偶発症の原因と予防法

　根管を探索して根尖部穿通を確認するネゴシエーションの段階で起こる偶発症には，

Case 5 レッジへの対応

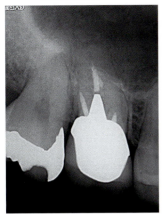

5-1 2年前,抜髄後に修復処置を受けるも違和感が消えないため紹介にて来院. 6| の近心根はほとんど処置されておらず,歯髄腔が見えない

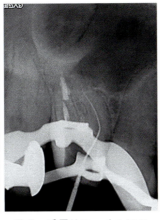

5-2 手用Kファイルにてピッキングモーションを行い,バイパス形成を行う

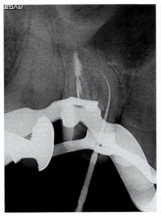

5-3 GT手用ファイルにプレカーブを付与し,レッジ部分の修正形成

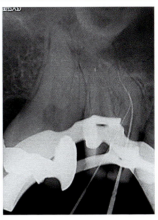

5-4 修正形成した後にガイド形成を行う

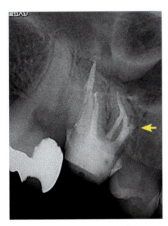

5-5 根管充填後のデンタルX線写真では,近心のレッジの跡(矢印)が見られる

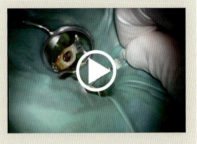

動画で確認 レッジへの対応

以下のサイト
(http://www.ishiyaku.co.jp/ebooks/461280/)
にて動画をご覧いただけます

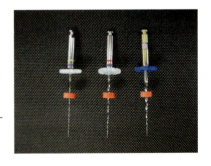

図5 ネゴシエーション用NiTiロータリーファイル(レイスISO10)
左より #10/02,#10/04,#10/06

手用ファイルやネゴシエーション用NiTiロータリーファイル(図5)の破折,湾曲根管におけるレッジからのパーフォレーション,そして根尖部付近でのブロックやレッジがある.ネゴシエーション中に番手の小さなファイルが根尖付近で破折すると,破折片の存在が確認できず,おそらく根管内からの除去は不可能である.つまり,自信があればネゴシエーション用のNiTiロータリーファイルを使用しても問題ないが,慣れない間は手用ファイルでのネゴシエーションをお勧めする.しかし,どのようなファイルでも使用前にファイル先端の変形や伸びを確認し,それらがあれば直ちに廃棄する.手用

3 根管形成中の偶発症の予防と対応はできているか？

Case 6 パーフォレーション修復 3

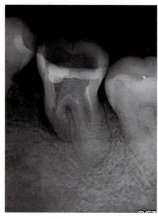

6-1 ⌞6 の近心根にパーフォレーションが見られる．抜髄後6カ月間仮封と開放の繰り返しを受けていた

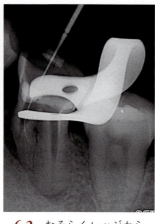

6-2 おそらくレッジからパーフォレーションを起こしたと考えられ，近心根管はS字状に湾曲していた

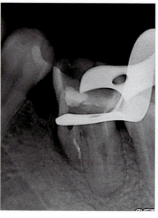

6-3 オリジナルの根管をガッタパーチャポイントでプラグ

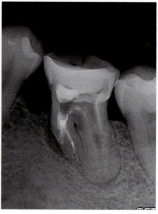

6-4 MTAセメントでパーフォレーション部を修復

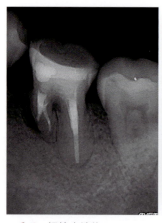

6-5 根管充填後

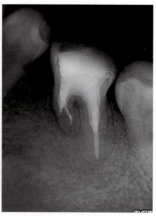

6-6 術後3カ月では近心根の治癒傾向が見られる

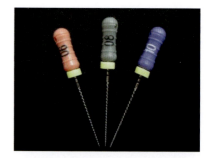

図6 Cプラスファイル（デンツプライ三金）

ファイルの器具操作では，先端に潤滑剤を塗布し，キリモミ状のウォッチワインディングモーションで過度な回転（90°以上）を与えることなく操作する．また，根尖部でのブロックやレッジを起こさないよう洗浄を怠らずに行い，無理に根尖方向に器具を押し込まないように注意する．上顎側切歯や大臼歯の遠心根のように根尖部での急な湾曲が予測されるような症例では，ファイル先端にプレカーブを付与し，根尖部で360°回転させて探索する．

2．ネゴシエーション中に発生した偶発症への対応

湾曲根管でのパーフォレーションは同部を修復し，その後にオリジナル根管を探索する（Case 6）．根尖部ブロックの場合には，EDTAを根管内に1分間貯留させ，Cプラスファイルの＃6～＃10（図6）をウォッチワインディングモーションで器具操作し，少しずつ根尖方向に進めていき，目詰まりを取り除く．この間に切削片が発生するので，ヒポクロで十分洗浄を行う．根尖部付近で小さなファイルが破折した場合やレッジ

根管からの細菌除去

Case 7 破折器具除去

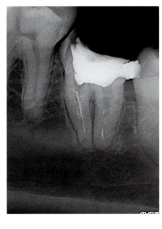
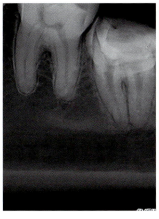
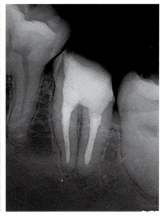

7-1 ⏌7 の両根管に破折器具が見られる．抜髄を行ったが，器具が破折したとのことで紹介にて来院
7-2 異物の除去後
7-3 根管充填後

Case 8 外科的歯内療法

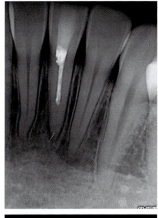
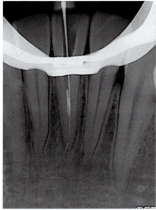
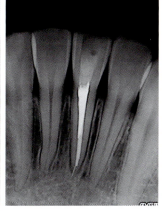

8-1 ⏌1 の根尖からファイルらしきものが飛び出ている
8-2 根管内から異物が確認できないので，ファイルが到達するところまで形成する
8-3 形成できたところまで根管充填

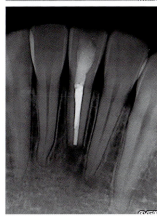
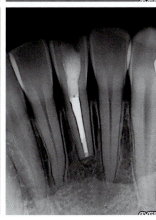

8-4 歯根端切除術により破折ファイルを除去
8-5 術後1年．根尖部組織は完全に治癒している

が起こった場合は，破折片がマイクロスコープで確認できて除去が可能な状況（**Case 7**）や，レッジを乗り越えることが可能な状況であれば，そのような対応でもかまわない．しかし，多くの場合には不可能なことが多く，そのような時には偶発症が発生している地点までの長さを作業長とし，十分に洗浄する．そして緊密に根管充填を行って経過観察し，症状が出れば外科的歯内療法に移行する（**Case 8**）．これらはあくまでもラバーダム防湿を行い無菌的治療が実践されていることが前提条件であり，なされていない場合にはこのような対策は通用しない．

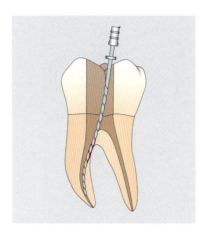

図7 ストリップパーフォレーション
湾曲根管の内湾側を過剰切削しパーフォレーションした場合を指す

3. フルレングス形成中に起こる偶発症の原因と予防法

　NiTiロータリーファイルによるフルレングス形成中に起こる偶発症には，ファイルそのものの破折と，ストリップパーフォレーション（図7）またはレッジに注意する．

　クラウンダウン形成と違いフルレングス形成では，ファイル先端が根管内壁に拘束されるため，破折するリスクが高い．特に湾曲が開始される湾曲点で破折することが多い．NiTiロータリーファイルの使用回数は各医院単位で決めるべきであり，筆者は通常の根管では8回の滅菌を限度にしている．もちろん，湾曲の程度や疲労によってもその回数は変わり，かなりの湾曲根管では1回の使用で廃棄する場合もある．たとえクラウンダウン形成であっても，この湾曲点でファイルのボディが拘束されると周期的疲労が起こり，破折する可能性もある[8]．いずれにしろNiTiロータリーファイルを使用する前に，必ずネゴシエーションの段階でグライドパスを確保し，破折を防ぐ必要がある[9]．少なくとも#15Kファイルが作業長までルースファイリングを達成しており，NiTiロータリーファイルの使用可能な環境が得られてから用いるべきである．

　湾曲根管ではテーパー度の大きなNiTiロータリーファイルやカッティングエッジの長いピーソーリーマー等を使用すると，湾曲根管の内湾側に穴が空いてしまう可能性がある．歯冠側1/3にNiTiロータリーファイルを使用する際には直線方向にショートストロークの上下動で挿入する．テーパー度も06テーパー前後までとし，根管口部の過剰切削に注意する．またピーソーリーマーなどの使用は避け，器具操作も過度な内湾側への押しつけは行わず，外湾側に向けてブラッシングモーションで操作する．

4. フルレングス形成中に発生した偶発症への対応

　根管形成中にNiTiロータリーファイルが破折すれば，治療の進捗状況により判断する．抜髄症例では，根尖部で最終拡大形成時に破折すれば，除去せずにそのまま根管充填したほうが良い場合もある．常に必ず除去することが正しいとは限らない．除去することが予後にさほど影響を与えないことも知っておくべきである[10]．しかし，最終形成が終了しておらず除去が必要な場合は，まずマイクロスコープで破折片の断端を確認する．確認できれば根管内から除去できる可能性があるが，この時点で見えなければ外

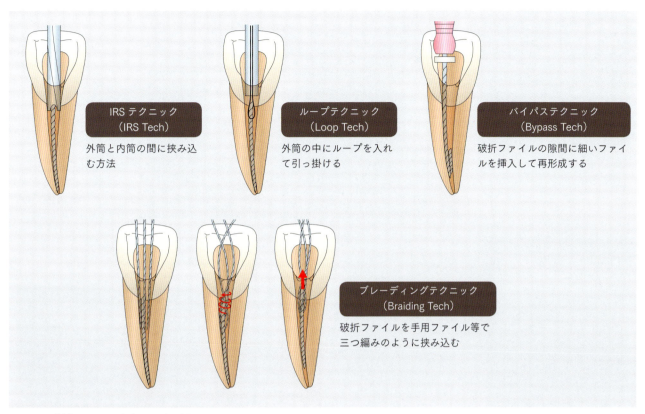

図8 破折ファイル除去のさまざまなテクニック

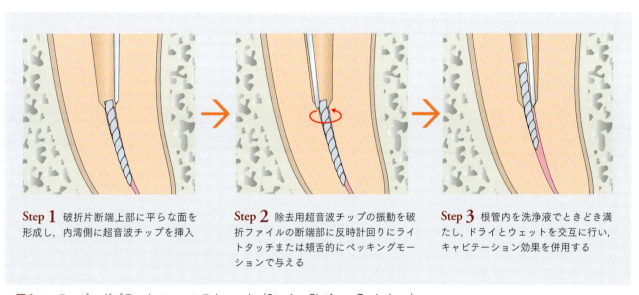

図9 ステージングプラットフォームテクニック（Staging Platform Technique）

科的除去（歯根端切除）を計画する．マイクロスコープで破折片が確認でき，なおかつ除去用の器具が接触して器具操作が可能であれば，根管内から除去できる可能性がよりいっそう高まる．除去法にはいろいろな方法があるが（図8），最も一般的なのがステージングプラットフォームテクニックである[11]（図9）．まず破折片断端上部の歯質を超

3 根管形成中の偶発症の予防と対応はできているか？

Case 9　破折器具除去　2

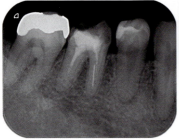

9-1　6̲ の近心根にやや長めのファイルが破折している．もともとは抜髄症例である

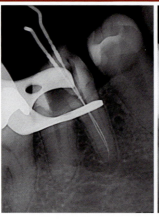
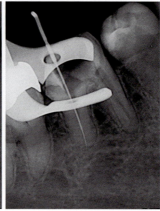

9-2　近心根作業長のデンタルX線写真．ステージングプラットフォームテクニックにより破折ファイルを除去した

9-3　同，遠心根管の作業長

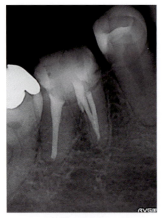

9-4　根管充填後

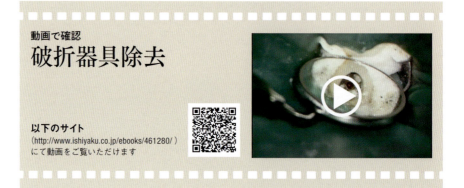

動画で確認　破折器具除去

以下のサイト
（http://www.ishiyaku.co.jp/ebooks/461280/）
にて動画をご覧いただけます

　音波チップで除去し，湾曲の内側にチップの振動を与え少し隙間を作り，頬側と舌側にペッキングモーションで振動を与える．器具操作は基本的に無注水であるが，冷却と洗浄を兼ねて注水と無注水を交互に行う．注水または根管洗浄液を根管内に溜めて超音波振動を与えると，キャビテーション効果で破折片が根管内から飛び出し，除去が達成される（**Case 9**）．

　形成中のストリップパーフォレーションは通常のパーフォレーションと同じように修復するが，形成終了後にパーフォレーション部と根管内部もすべてMTAセメントで充填する場合（**Case 10**）と，パーフォレーション部のみをMTAセメントで充填し根管内はガッタパーチャポイントとシーラーで充填する場合がある．さらに後者では，パーフォレーション部を先に充填する場合と後で充填する場合がある．先にパーフォレーション部を修復してから根管内を充填する時には，オリジナルの根管をある程度形成し，太めのガッタパーチャポイントをカットしたもので根管内に栓をしておく．次回来院時にMTAセメントの硬化を確認した後，根管内に栓をしたガッタパーチャポイントを除去し，もう一度形成・洗浄して最終根管充填を行う．どの順番で行うかはケースバイケースで対応する．

　形成中に洗浄不足などでレッジを起こした場合には，**Case 5** のレッジへの対応を参照していただけると幸いである．

根管からの細菌除去

Case 10 ストリップパーフォレーションの修復

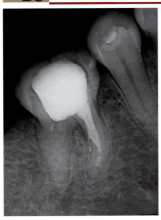
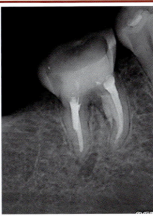

10-1 抜髄時にピーソーリーマーを根尖方向に深く使用したために，近心舌側根の内湾側にパーフォレーションを生じたとのことで紹介にて来院

10-2 近心舌側根とパーフォレーション部をすべてMTAセメントにて充填した

まとめ

あくまでもこのようなことが起こらないように予防することが重要であり，決して抜髄根管を感染根管にしてはならない．治療用器具の管理と確認は医院全体で対応し，偶発症への対応も含めこれらのコンセプトは共有するようにしておく．しかし，問題が発生した場合には冷静になり，患者に正しく現状を説明し，そしてできる限り早期に対処する．また，事実を隠蔽して医事紛争に巻き込まれないように注意する．

文献

1) Deutsch AS, Musikant BL. Morphological measurements of anatomic landmarks in human maxillary and mandibular molar pulp chambers. *J Endod.* 2004; **30**(6): 388-390.
2) Mente J, Hage N, Pfefferle T, Koch MJ, Geletneky B, Dreyhaupt J, Martin N, Staehle HJ. Treatment outcome of mineral trioxide aggregate: repair of root perforations. *J Endod.* 2010; **36**(2): 208-213.
3) Greene KJ, Krell KV. Clinical factors associated with ledged canals in maxillary and mandibular molars. *Oral Surg Oral Med Oral Pathol.* 1990; **70**(4): 490-497.
4) Nagy CD, Bartha K, Bernáth M, Verdes E, Szabó J. The effect of root canal morphology on canal shape following instrumentation using different techniques. *Int Endod J.* 1997; **30**(2): 133-140.
5) Kapalas A, Lambrianidis T. Factors associated with root canal ledging during instrumentation. *Endod Dent Traumatol.* 2000; **16**(5): 229-231.
6) Namazikhah MS, Mokhlis HR, Alasmakh K. Comparison between a hand stainless-steel K file and a rotary NiTi 0.04 taper. *J Calif Dent Assoc.* 2000; **28**(6): 421-426.
7) Ushikubo T. A case report : Root canal treatment with ledged canal in maxillary molar. 日歯内療誌. 2014; **35**(3): 138-144.
8) Alapati SB, Brantley WA, Svec TA, Powers JM, Nusstein JM, Daehn GS. SEM observations of nickel-titanium rotary endodontic instruments that fractured during clinical Use. *J Endod.* 2005; **31**(1): 40-43.
9) Patiño PV, Biedma BM, Liébana CR, Cantatore G, Bahillo JG. The influence of a manual glide path on the separation rate of NiTi rotary instruments. *J Endod.* 2005; **31**(2): 114-116.
10) Spili P, Parashos P, Messer HH. The impact of instrument fracture on outcome of endodontic treatment. *J Endod.* 2005; **31**(12): 845-850.
11) Ruddle CJ. Nonsurgical retreatment. *J Endod.* 2004; **30**(12): 827-845.

II-4 根管洗浄は何をどのタイミングで用いるべきか？

根管内の起炎因子の排除に必須な根管洗浄

　根管治療中に根管洗浄を行うことは当たり前であるが，どのような洗浄液をどのように，そしてどのタイミングで行うのか等をあまり意識せずに行ってはいないだろうか．根管治療の目的は根尖性歯周炎の予防と治療であり，そのためにも①無菌的アプローチ，②細菌の除去または減少，③根管系の緊密な封鎖が必要である．このなかでも最も重要なコンセプトは無菌的治療であり，次に細菌の除去または減少を図るコンセプトである．根管洗浄はこの細菌の除去または減少に関わるコンセプトの一つであるが，これに最も影響を与える因子は①根管拡大・形成であり，次に②根管洗浄，そして③根管貼薬で，これらを行うことでよりいっそう根管内をきれいにすることができる．特に根管洗浄は根管内の起炎因子を大量に排除するためにもなくてはならない．しかし，使用法を間違えると効果が期待できないだけでなく，事故を招くこともある．
　そこで本稿では，根管洗浄をどのように考えて使用するかを解説する．

根管洗浄液の選択

　機械的な根管拡大だけでは，根管内から可及的に細菌を取り除くことはできない[1]．その理由は根管系の複雑さと器具操作の限界である．根管洗浄はその不足部分を補ううえでもたいへん重要である．
　化学的根管洗浄に用いる洗浄液の選択では，抗菌作用，組織溶解作用，細胞毒性，そしてスメア層除去能力を考慮する必要がある．使用する洗浄液は主に有機質溶解作用のある次亜塩素酸ナトリウム溶液（ヒポクロ，以下 NaOCl）と，無機質溶解作用のある EDTA（Ethylene Diamine Tetraacetic Acid）である[2〜6]（図1）．AAE（米国歯内療法学会）の最近のアンケート結果でも NaOCl と EDTA を使用する専門医が最も多く，MTAD や Q Mix，クエン酸（図2），または洗浄用としての生理食塩水，水道水を使用する専門医はほとんどなく[7]，水のみで根管内を洗浄するという概念はない．
　根管洗浄とともに必要な器材は吸引器である．エンド用のバキュームと根管内バキュームは重要で，できれば常にこの2つの吸引器をチェアに装備しておきたい（図3）．

根管からの細菌除去

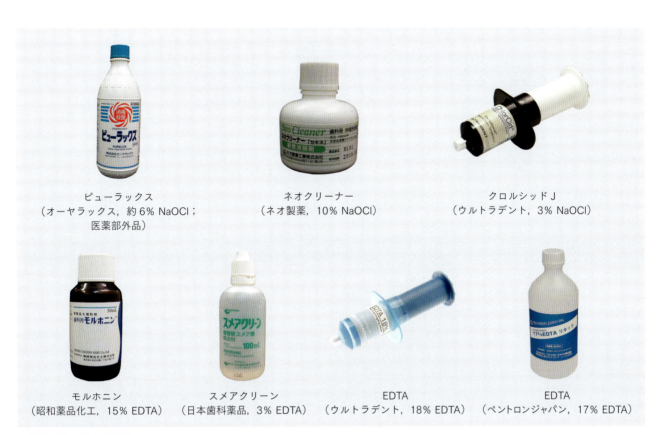

図1　NaOClとEDTA

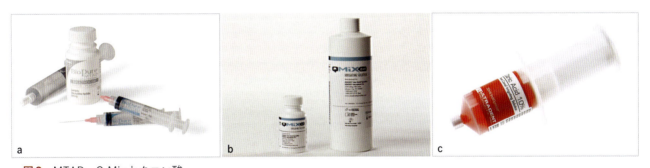

図2　MTAD，Q Mixとクエン酸
　a：BioPure MTAD．テトラサイクリン，クエン酸，界面活性剤が含まれているが，日本では未承認である．b：Q Mix．EDTAとクロルヘキシジンを混ぜ合わせた洗浄液で，こちらも日本未承認である．c：10％クエン酸溶液

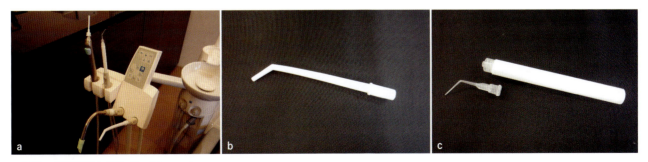

図3　根管洗浄に用いるバキューム
　a：チェアに装着したエンドバキュームと根管内バキューム．b：エンドバキュームはオートクレーブで滅菌可能．c：根管内バキュームアダプター（ウルトラデント），ニシカスピン（日本歯科薬品）

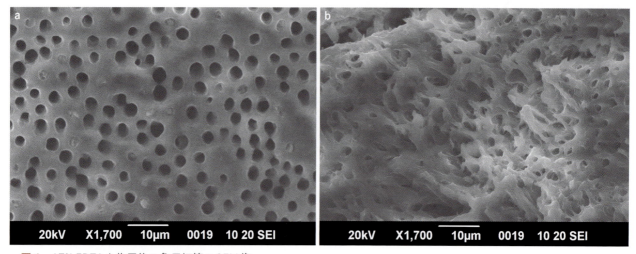

図4　17% EDTAを作用後の象牙細管のSEM像
　a：1分間作用後．象牙細管がきれいに開口している
　b：5分間作用後．象牙細管がびらん状態になっている

1. NaOCl

　最も重要な根管洗浄液はNaOClであり，これは水溶液中で分解されて次亜塩素酸（HOCl）と次亜塩素酸イオン（OCl⁻）を発生し，これらが非特異的な抗菌作用を示し，細菌の細胞壁や細胞膜の脂肪酸を分解して組織溶解能を示す．これらは反応する対象に触れることで作用し，作用するとすぐに失活してしまうので，効果を持続させるためには常に交換する必要がある．つまり，根管洗浄中にはNaOClの有効塩素濃度を維持することが重要である．抗菌作用は生体内では濃度の影響を受けない[2]．組織溶解能に関しては2.5～5.25％で効果的であり[3,4]，温度上昇によりその効果は増加する．細胞毒性は低くはないが，2～8％では一定であり，0.5％ではそれより有意に低い[5,6]．これらより推奨される濃度は2.5～5.25％程度とされる．

2. EDTA

　EDTAには，液状とペースト状（RCプレップやグライド，ファイリーズ等）のものがある．しかし，根管洗浄に使用するのは液状のものであり，ペースト状のEDTAは器具操作の潤滑剤として使用するので，別ものとして考える．EDTAはキレート剤であり，根管壁と接触すると象牙質の脱灰，象牙質の硬度の低下，スメア層内の無機物の除去といった効果を示す．主に用いられるものはpH 7前後，17％程度の濃度で，この濃度のEDTAは効率的にスメア層を除去できる[8]．ただし，1分以上の使用は根管壁にびらん[9]を起こす可能性があるので，注意が必要である（図4）．

3. クロルヘキシジン

　上記以外にクロルヘキシジン（以下CHX，図5a）も考えられるが，洗浄のプロトコールが複雑であり，そのことを理解したうえで使用するのであれば問題はない[10～12]．CHXは，イオン化して細胞壁にダメージを与えることで細菌を非特異的に破壊するこ

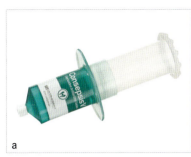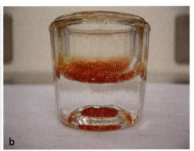

図5 CHXとその沈殿物
a：2% CHX（ウルトラデント；日本未承認）
b：NaOClと反応するとヘドロのような沈殿物が生じる

とができ，その抗菌スペクトルは広い[13]．文献的には2%のCHXが有効とされている．日本では人体への使用はほとんど許されてはいないが，アメリカでは粘膜に対する消毒薬としては第一選択である．しかし，組織溶解能がないため，根管洗浄液の第一選択として用いるには不十分である[14]．CHXとNaOClの抗菌効果を比較した研究は多くあるが，一般細菌，*Enterococcus faecalis*いずれにおいても結果はさまざまであり，どちらが優れているとは言えない[15〜19]．しかしながら，NaOClが即時に失活してしまうのに対し，CHXは象牙質に吸着し持続的に抗菌効果を示す性質がある[10〜12]．このため，洗浄の最後に用いることは有効であると考えられる．しかし，その場合にNaOClが根管内に残留していると，CHXと反応して発癌性をもつ沈殿（パラクロロアニリン）が生じるので，使用には注意が必要である（図5b）．実際には十分なEDTAや精製水で根管内をよく洗浄することが必要である[20]．なおCHXはEDTAとも反応し，白い沈殿物を生じるが，これは若干量のパラクロロアニリンを含むものの，発癌性を呈するような量ではない．ただし，超音波洗浄を併用しないときれいに除去はできない．

4．過酸化水素水

日本の歯科臨床に昔から取り入れられている3%過酸化水素水（H_2O_2）も考えられる．NaOClと交互洗浄することによりスーパーオキサイドとヒドロキシラジカルの活性酸素，フリーラジカルが発生して殺菌効果を示すが，NaOClの効果を中和し有機質溶解作用を妨げることになる．また，スメア層除去効果もなく，デブリスの排出も期待するほど効果的ではない．そして，反応後に酸素を発生するため，皮下気腫の危険性や根管内でのボンディング材の接着を阻害することも考えられる[21]．

5．筆者の選択

筆者はNaOClとEDTAの2種類の根管洗浄液を主に使用しており，拡大形成のファイルごとにEDTA－NaOClの交互洗浄を行うと，最も効果的な洗浄が期待できる．最終洗浄もEDTA→NaOCl→EDTAの順で行う[22, 23]．交互洗浄に際して，NaOClはEDTAにより中和されてしまうので，再びNaOClの効果を得たい場合は，EDTAを完全に洗い流すほど大量にNaOClを使用しなければ洗浄効果が得られないことに留意する．また，EDTAはNaOClと反応して1ppmの塩素ガスを発生するが，身体への影響はほとんどないと考えられる[24]．

4 根管洗浄は何をどのタイミングで用いるべきか?

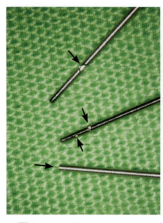

図6　ニードル
上：側方に1つの孔のclose endedタイプ
中：複数孔のclose endedタイプ
下：先端から洗浄液が出るopen endedタイプ

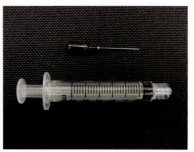

図7　シリンジ
ニードル接続部がロック式の3mlシリンジ

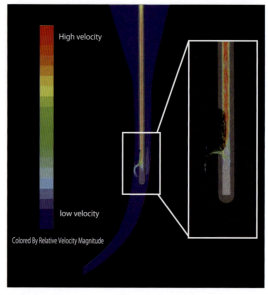

図8　CFD
シリンジ孔から流出する液体の流れをコンピュータでシミュレーションした図

洗浄方法の選択

　洗浄方法を選択する際は，①洗浄液が作業長まで到達すること，②洗浄液の交換が行えること，③根尖から溢出させないことを考慮する必要がある．そして，洗浄方法は大きく，①古くから使用されているシリンジとニードルによる洗浄（Positive Pressure），②洗浄液の撹拌を主目的とする洗浄（Agitation Technique），③陰圧による洗浄（Negative Pressure）の3つに分類される．

1. シリンジとニードルによる洗浄

　シリンジとニードルを用いて行う最も一般的で簡便な方法であり，また最もローコストなため，推奨される．ニードルには，洗浄針の先端が開口しているopen endedと，先端は閉鎖して側方に開口部が1つまたは複数個あるclose endedがある（図6）．それぞれに特徴があるが，いずれのニードルもより細いものを用いることで根尖近くまで到達させることができる．ニードルの大きさは27Gよりも小さい直径がよく使用されるが，筆者は30Gまたは31Gのopen endedのものを現在使用している．シリンジは3mlまたは5mlが便利である（図7）．また，接続式（ジョイント式）ではなく，ねじ込み式（ロック式）のほうがピストンを押した時にニードルの脱離がなく，洗浄液が溢れることもない．洗浄時は，根尖部にニードル先端をロックするのではなく，上下運動させて根尖孔から洗浄液が漏れださないように注意する．ニードルが根管壁に挟まった状態（ロック）でピストンを押すと，洗浄液に強圧がかかり，根尖からの溢出を起こしやすい．これを避けるために常にニードルを上下動させることが有効である．

　近年，コンピューター解析によりニードルから流出する洗浄液の流動性（Computational Fluid Dynamics：CFD，図8）を調べた結果，ニードルから出た溶液

根管からの細菌除去

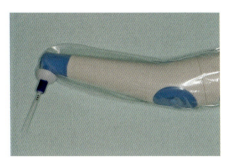

図9　音波装置
Dr. Ruddle考案のEndoActivator

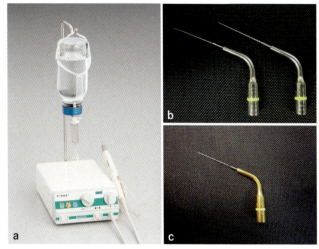

図10　超音波装置とチップ
　　　a:超音波装置（サテレック），b:AMファイル（サテレック），c：イリセーフファイル（サテレック）

は先端から2mm程度までしか根尖方向に到達しないことがわかった[25]．それゆえ，ニードルの先端は作業長の2mm程度手前まで到達するようにし，上下動で洗浄すると効率的な洗浄が達成できる[25]．

また，根管内に気泡があった場合，それより根尖方向に洗浄液が到達できない．このような状態をVapor Lock（ベーパーロック）といい，車のブレーキオイルで制動に伴う温度上昇により気泡が生じ，圧が加わらない状態になるのと同じ現象である．しかし根尖孔まで穿通ができている場合，この現象は起こりにくい[26]．また仮に発生してもペーパーポイントを作業長まで到達させることで，この状況を解消できる．

2．洗浄液を撹拌する方法

根管内洗浄液を撹拌する方法には，音波を利用したものと超音波を利用したものがある．これら以外にも，レーザーを用いる方法[27]，ガッタパーチャポイントを上下動させる方法[28]なども存在する．

（1）音波による洗浄液の運搬（Passive sonic irrigation）

音波装置（EndoActivatorなど）を用い，洗浄液に振動（160～190Hz）を与える（図9）．振動により洗浄液に流れができ，作業長への到達が良好となる[29]．振幅が大きく（1mm程度）根管壁に触れやすいが，触れると効果が減弱するため，拡大が小さい根管や湾曲根管には向かない．

（2）超音波による洗浄液の運搬（Passive ultrasonic irrigation：PUI）

超音波装置に細いファイルタイプのチップ（図10）を，作業長から－2mm程度まで入れ，根管壁に接触させないように用いて洗浄液に振動を与える．特に最終洗浄の時に＃15のような小さなファイルタイプのチップ（AMファイルもしくはイリセーフファイル）を装着し使用する．音波よりも振幅が小さく（75μm），周波数は高い（30KHz）．洗浄液に超音波振動を加えるとアコースティックストリーミング現象（図11）が起き，洗浄液が活性化される．また，キャビテーション効果（図12）により物

4 根管洗浄は何をどのタイミングで用いるべきか？

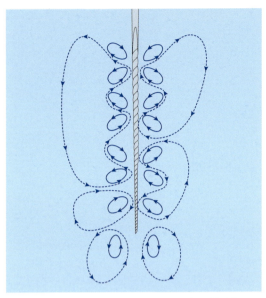

図11　アコースティックストリーミング現象
振動により液体の流動現象が生じる

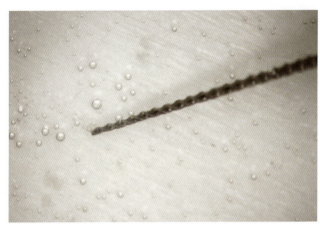

図12　キャビテーション効果
無数の泡が発生し，その泡どうしが衝突することにより洗浄効果を向上させている

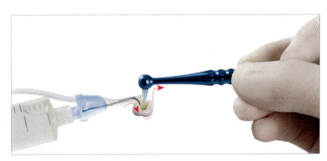

図13　EndoVac
根管内にシリンジで洗浄液を入れ，作業長に到達させた特殊な洗浄針から吸引させることで洗浄液を確実・安全に灌流させる

理的に洗浄効果が高まる[30]．先端が細く，振幅も小さいので，根管壁に接触するのも避けやすく，比較的細い根管や湾曲根管にも用いやすい[31]．

3．根管内を陰圧により洗浄する方法

　根管内を陰圧により洗浄する方法は，根尖孔外に洗浄液を溢出させないようにする安全な方法で，EndoVac（図13）に代表される，洗浄液を陰圧により吸引する装置を用いる．根管内にシリンジで洗浄液を入れ，作業長に到達させた特殊な洗浄針から吸引させることで洗浄液を確実・安全に灌流させる[32]．研究論文では，作業長までの洗浄液の到達に関して優位性が見いだされている[33]．ただし，ある程度根管を拡大した後でしか使用できないので，拡大形成中の洗浄には適してはいない．また，吸引する洗浄針が詰まってしまう可能性があるのが，この方法の最大の欠点と言える．現在のところ，他の洗浄方法と比較して，根管治療の成功率に影響があるか否かは明確にはなっていない．そして，洗浄のために器材を準備する手間もかかる．

4．筆者の選択

　たった一つの根管洗浄方法のみで理想的な洗浄を行うのは無理である．だからこそ組み合わせて考えることが必要である．しかしながら日々の臨床を想定すると，できる限り使用する器具は安価で，ディスポーザブルにしたい考え方は譲れない．そうすると，

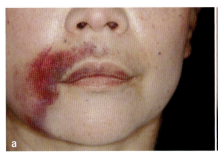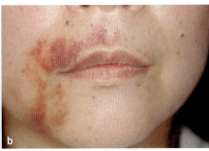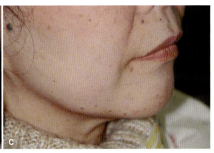

図14　NaOClによるアクシデント
　a：ヒポクロが組織に漏洩した翌日．b：術後4日後，疼痛は消失していたが，皮膚の変色は残っている．c：術後26日後，変色が完全に消失

シリンジとニードルによる根管洗浄がやはり第一選択となるであろう．そして付加的に超音波装置による撹拌を行うことで，効果的な根管洗浄が可能であると考えている．

洗浄中におけるアクシデント

　洗浄中に患者の洋服にNaOClが飛び散ると衣服を漂白することになるので，大きめの紙エプロンの使用や，患者の上半身をタオル等で覆うと安心である．また，眼へのダメージを防止するため，患者にゴーグルの着用や顔全体を覆うタオル等の使用が勧められる．根管洗浄中のアクシデントで最も注意しなければならないのはNaOClの組織への漏出である．これはヒポクロアクシデントとよばれている．軽度のアクシデントでは，根管洗浄中に患者が急に疼痛を示し，根尖部から出血する．この場合は数時間以内に疼痛は改善されることが多いが，念のために鎮痛薬を投薬しておく．しかし重度の場合には，皮膚の変色を伴い，疼痛も著しいため，初期は患部を冷却し，2日目以降は反対に冷やさないように注意する（**図14**）．鎮痛薬は投与するが，抗菌薬は重篤な状態以外は使用しない[34]．このようなアクシデントを起こさないためにも洗浄用ニードルは作業長を目安に屈曲させ，それ以上に深く挿入せず，上下動のポンピングモーションで洗浄するように心がける．そして，根尖付近でニードルをロックさせた状態で一気にシリンダーを加圧しないようにする．

　また根管内からの出血が多い場合，EDTAを使用すると血漿中の遊離Ca^{2+}をキレート化するので，トロンビン形成を阻止し凝固系が阻害され，止血が困難となるため，使用は控える．

実際の臨床手順

1．根管形成中

　根管形成中にはアクシデントを起こさないように留意し，NaOClを中心に使用する．根管内には常にNaOClを溜めておき，手用ファイルやNiTiロータリーファイルで形成するごとに洗浄を行い，切削片が多く視認できた場合にEDTAで一度洗い流す．そ

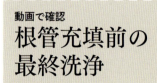

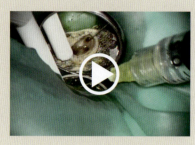

の後，数秒ぐらい待機してから再び NaOCl を根管内に溜めて再度形成を開始する．また，根管探索中に根管内が汚れて見づらい場合にも EDTA を使用して，根管内をきれいにする．根管内には常に新鮮な NaOCl が入っている状態にするため，頻繁に洗浄することが重要である．

2. 根管充填前の最終洗浄

根管形成中には実験のように何分使用して，次にこれを何分使用するといった決まりはない．しかし，根管充填前の最終洗浄は EDTA（1 分間，その後 PUI を数十秒間）→ NaOCl（3 分間以上，その後 PUI を数十秒間）→ EDTA（1 分間）の順で行い，根管充填に移行する．残留する EDTA への不安やその後の接着への影響を心配する場合は最後に滅菌精製水で洗浄する．

まとめ

根管洗浄には液状の溶液を使用し，形成中と根管充填前の最終洗浄に分けて考える．前者は NaOCl をメインで使用し，切削片が滞留したり，根管が汚くなれば EDTA できれいに洗い流す．後者では NaOCl で再度細菌の数を減らし，EDTA でスメア層を除去し，根管充填に適した環境にする．また，アクシデントを起こさないように洗浄方法には注意し，たとえアクシデントを起こしても冷静に落ち着いて事態を把握し，患者に説明することを忘れてはならない．

文　献

1) Shuping GB, Orstavik D, Sigurdsson A, Trope M. Reduction of intracanal bacteria using nickel-titanium rotary instrumentation and various medications. *J Endod*. 2000; **26**(12): 751-755.
2) Bystrom A, Sundqvist G. The antibacterial action of sodium hypochlorite and EDTA in 60 cases of endodontic therapy. *Int Endod J*. 1985; **18**(1): 35-40.
3) Hand RE, Smith ML, Harrison JW. Analysis of the effect of dilution on the necrotic tissue dissolution property of sodium hypochlorite. *J Endod*. 1978; **4**(2): 60-64.
4) Abou-Rass M, Oglesby SW. The effects of temperature, concentration, and tissue type on the solvent ability of sodium hypochlorite. *J Endod*. 1981; **7**(8): 376-377.
5) Thé SD, Maltha JC, Plasschaert AJ. Reactions of guinea pig subcutaneous connective tissue following exposure to sodium hypochlorite. *Oral Surg Oral Med Oral Pathol*. 1980; **49**(5): 460-466.

6) Spangberg L, Engström B, Langeland K. Biologic effects of dental materials. 3. Toxicity and antimicrobial effect of endodontic antiseptics *in vitro*. *Oral Surg Oral Med Oral Pathol*. 1973; **36**(6): 856-871.
7) Dutner J, Mines P, Anderson A. Irrigation trends among American Association of Endodontists members: a web-based survey. *J Endod*. 2012; **38**(1): 37-40.
8) Serper A, Calt S. The demineralizing effects of EDTA at different concentrations and pH. *J Endod*. 2002; **28**(7): 501-502.
9) Calt S, Serper A. Time-dependent effects of EDTA on dentin structures. *J Endod*. 2002; **28**(1): 17-19.
10) Baca P, Junco P, Arias-Moliz MT, González-Rodríguez MP, Ferrer-Luque CM. Residual and antimicrobial activity of final irrigation protocols on *Enterococcus faecalis* biofilm in dentin. *J Endod*. 2011; **37**(3): 363-366.
11) White RR, Hays GL, Janer LR. Residual antimicrobial activity after canal irrigation with chlorhexidine. *J Endod*. 1997; **23**(4): 229-231.
12) Dametto FR, Ferraz CC, Gomes BP, Zaia AA, Teixeira FB, de Souza-Filho FJ. *In vitro* assessment of the immediate and prolonged antimicrobial action of chlorhexidine gel as an endodontic irrigant against *Enterococcus faecalis*. *Oral Surg Oral Med Oral Pathol Oral Radiol Endod*. 2005; **99**(6): 768-772.
13) Basrani B, Lemonie C. Chlorhexidine gluconate. *Aust Endod J*. 2005; **31**(2): 48-52.
14) Naenni N, Thoma K, Zehnder M. Soft tissue dissolution capacity of currently used and potential endodontic irrigants. *J Endod*. 2004; **30**(11): 785-787.
15) Jeansonne MJ, White RR. A comparison of 2.0% chlorhexidine gluconate and 5.25% sodium hypochlorite as antimicrobial endodontic irrigants. *J Endod*. 1994; **20**(6): 276-278.
16) Siqueira JF Jr, Batista MM, Fraga RC, de Uzeda M. Antibacterial effects of endodontic irrigants on black-pigmented gram-negative anaerobes and facultative bacteria. *J Endod*. 1998; **24**(6): 414-416.
17) Ercan E, Ozekinci T, Atakul F, Gül K. Antibacterial activity of 2% chlorhexidine gluconate and 5.25% sodium hypochlorite in infected root canal: *in vivo* study. *J Endod*. 2004; **30**(2): 84-87.
18) Abdullah M, Ng YL, Gulabivala K, Moles DR, Spratt DA. Susceptibilties of two *Enterococcus faecalis* phenotypes to root canal medications. *J Endod*. 2005; **31**(1): 30-36.
19) Arias-Moliz MT, Ferrer-Luque CM, Espigares-García M, Baca P. *Enterococcus faecalis* biofilms eradication by root canal irrigants. *J Endod*. 2009; **35**(5): 711-714.
20) Krishnamurthy S, Sudhakaran S. Evaluation and prevention of the precipitate formed on interaction between sodium hypochlorite and chlorhexidine. *J Endod*. 2010; **36**(7): 1154-1157.
21) Schwartz RS. Adhesive dentistry and endodontics. Part 2: bonding in the root canal system-the promise and the problems: a review. *J Endod*. 2006; **32**(12): 1125-1134.
22) Abbott PV, Heijkoop PS, Cardaci SC, Hume WR, Heithersay GS. An SEM study of the effects of different irrigation sequences and ultrasonics. *Int Endod J*. 1991; **24**(6): 308-316.
23) Soares JA, Roque de Carvalho MA, Cunha Santos SM, Mendonça RM, Ribeiro-Sobrinho AP, Brito-Júnior M, Magalhães PP, Santos MH, de Macêdo Farias L. Effectiveness of chemomechanical preparation with alternating use of sodium hypochlorite and EDTA in eliminating intracanal *Enterococcus faecalis* biofilm. *J Endod*. 2010; **36**(5) :894-898.
24) Baumgartner JC, Ibay AC. The chemical reactions of irrigants used for root canal debridement. *J Endod*. 1987; **13**(2): 47-51.
25) Boutsioukis C, Lambrianidis T, Verhaagen B, Versluis M, Kastrinakis E, Wesselink PR, van der Sluis LW. The effect of needle-insertion depth on the irrigant flow in the root canal: evaluation using an unsteady computational fluid dynamics model. *J Endod*. 2010; **36**(10): 1664-1668.
26) Vera J, Arias A, Romero M. Dynamic movement of intracanal gas bubbles during cleaning and shaping procedures: the effect of maintaining apical patency on their presence in the middle and cervical thirds of human root canals-an *in vivo* study. *J Endod*. 2012; **38**(2): 200-203.
27) Matsumoto H, Yoshimine Y, Akamine A. Visualization of irrigant flow and cavitation induced by Er:YAG laser within a root canal model. *J Endod*. 2011; **37**(6): 839-843.
28) Huang TY, Gulabivala K, Ng YL. A bio-molecular film *ex-vivo* model to evaluate the influence of canal dimensions and irrigation variables on the efficacy of irrigation. *Int Endod J*. 2008; **41**(1): 60-71.
29) Jiang LM, Verhaagen B, Versluis M, van der Sluis LW. Evaluation of a sonic device designed to activate irrigant in the root canal. *J Endod*. 2010; **36**(1): 143-146.
30) van der Sluis LW, Versluis M, Wu MK, Wesselink PR. Passive ultrasonic irrigation of the root canal: a review of the literature. *Int Endod J*. 2007; **40**(6): 415-426.
31) Gutarts R, Nusstein J, Reader A, Beck M. *In vivo* debridement efficacy of ultrasonic irrigation following hand-rotary instrumentation in human mandibular molars. *J Endod*. 2005; **31**(3): 166-170.
32) Schoeffel GJ. The EndoVac method of endodontic irrigation, Part 3: System components and their interaction. *Dent Today*. 2008; **27**(8): 106, 108-111.
33) de Gregorio C, Estevez R, Cisneros R, Paranjpe A, Cohenca N. Efficacy of different irrigation and activation systems on the penetration of sodium hypochlorite into simulated lateral canals and up to working length: an *in vitro* study. *J Endod*. 2010; **36**(7): 1216-1221.
34) Hülsmann M, Hahn W. Complications during root canal irrigation − literature review and case reports. *Int Endod J*. 2000; **33**(3): 186-193.

II-5 その根管貼薬は科学的根拠に基づいているのか？

根尖部周囲組織の治癒促進を目的とした根管貼薬

　講演会で受講生に「抜髄後の根管貼薬剤は何を使用しているか？」と質問すると，いまだにペリオドンなどの答えが返ってくることがある．理由を聞くと，「以前の勤務先で使用していたから」「今まで特に問題なく使用してきたから」「便利だから」といった回答をするが，本当にそれで良いのであろうか．もちろん，根管貼薬は必要ないとの意見もあるかもしれないが，実際の臨床では多くの歯科医師が根管貼薬を行っているわけであり，この問題を避けては通れない．日本の歯科臨床では古くからホルムアルデヒド製剤やフェノール製剤を選択する場合が多いが，欧米では主として水酸化カルシウム製剤が使用されている．現在，日本では根管貼薬に関してのコンセンサスが明確にされないまま，術者の好みと経験で決められているように思われる．これまで問題が起こらなかったという理由で旧態依然の方法を行うのは，科学的な根拠に基づいておらず，ただ単なる術者の身勝手な理由にすぎない．変化するエビデンスに対応すべく根管貼薬剤に関しても理解を深める必要がある．

　そこで，本稿では筆者が根管貼薬をどのように考えているのかについて述べる．

根管貼薬剤は必要なのか？

　根管治療における貼薬の必要性について，①根管治療を1回で行うのか，複数回で行うのか，そして②複数回の場合であれば貼薬が必要なのかに分けて考えてみる．

　まず後者②の場合には，コロナルリーケージの観点から何らかの薬剤で貼薬して，歯冠側からの漏洩を防ぐ必要があると考えられる．試験管での研究では，根管充填を行っても仮封などがなされていない場合は3日で漏洩するとの報告[1]や，30日以内にすべてのサンプルで漏洩が起こっていたとの研究[2]があることから，複数回での治療には仮封と根管貼薬は重要であり，必須と考えられる．

　では，前者①の1回法と複数回法との比較ではどうであろうか．細菌数に関しては，やはり貼薬するとかなり減少することがわかっている[3,4]．痛みに関しては，どちらの治療法が少ないかはいまだにわかってはいない．術後の治癒に関しては，X線的には差

Case 1 前歯の1回法症例

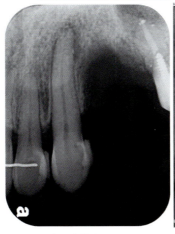
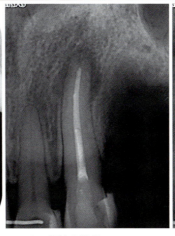
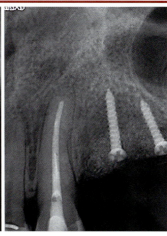

1-1 遠心歯頸部のカリエスによる歯髄壊死．根尖病変が認められる

1-2 根管充填後

1-3 術後6カ月．根尖病変は治癒している

はないが[5,6]，病理的所見ではやはり貼薬を行ったほうが成績は良かったとの報告が多い[7,8]．

そこで，根管貼薬を含め，これらの関連性をまとめた報告がある．Shupingら[9]は，根管治療における機械的根管拡大と根管洗浄によって根管内の細菌をかなり減少させることがわかっているが，完全ではないため，残存細菌の増殖，そして感染の拡大は避けられないとしている．すなわち，何かしらの貼薬がなければ，生体の体温や根管内有機物質の残骸により根管自体が細菌の培養器となり，病態の改善には繋がらない．したがって，決して根管内を空っぽにしてはならない．

基本的には，イニシャルトリートメント（抜髄など）で強い自発痛がない前歯症例では1回法でも可能と考えられるが，日本での現状を考えると，多くの場合には複数回の治療が勧められる（**Case 1**）．

再治療でも術前のX線写真で根尖病変が存在せず，症状もなければ1回法でも可能ではあるが，複数回法に比べて治療成績に有意差があるので，推奨はできない[5]．さらに再治療において根尖病変を有している場合は，特に術後のフレアーアップも考えると，複数回法のほうが安全であり，得策である[10,11]．また，無症状であれば1回法が成功するというわけでもなく，1回法の是非に関しては今のところエビデンスはない．いずれにせよ，汚染された根管は生体の防御機構が届かない環境であり，生体側も根管治療なしでは根管内細菌を駆逐できない．

なお，難治性再根管治療症例では，水酸化カルシウム製剤に対して耐性を示すグラム陽性嫌気性菌の *Enterococcus faecalis*[12~14] や，真菌の *Candida albicans*[15] が検出される．すなわち，根管の機械的拡大，化学的洗浄，根管貼薬を行っても無菌化は得られない場合があり，そのためにも緊密に根管系を充填して，根管内を細菌の再感染の場にさせず，残存した細菌や起炎因子を封じ込める必要があるが，それでもこのような細菌により難治化した場合は外科的歯内療法が必要となる．

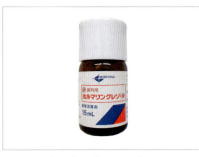 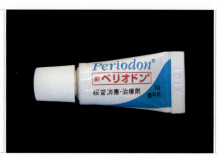 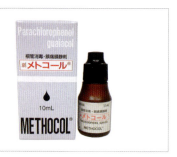

図1 愛好家の多いFC（ホルムクレゾール）

図2 徐々に失活させるペリオドン

図3 グアヤコール配合フェノール製剤（メトコール）

ホルムアルデヒド製剤を使用してきた経緯

　日本の臨床の現場では，いまだにホルムアルデヒド製剤が根管貼薬剤として使用されている．以前に比べればかなり減少したように思われるが，それでもあの特有の臭いを信じている臨床家も少なくない．特にFCとペリオドンを組み合わせる根管貼薬方法は，以前の日本の状況においては致し方ないことではあった（図1，2）．これは，あまりにも多くの患者が来院したため，少ない時間で多くの患者を治療しなければならなかったからである．しかし現在ではどうであろうか．歯科医院の数もかなり増加し，来院患者も以前のような数ではなくなり，一人の患者に十分な時間をかけることも可能となった．もちろん，以前と同じように多くの患者を診察しなければならない診療所も存在するかもしれないが，多くの場合はそうではないと考えられる．

1．ホルムアルデヒド製剤などの為害作用

　ホルムアルデヒド製剤の代表がFCであり，抗菌性や象牙質浸透性はその他の薬剤よりも勝っていた．しかし，この薬剤は気化して根尖孔から全身に移行することが明らかにされ[16]，微量であってもアレルギー反応を起こして化学物質過敏症[17]やアナフィラキシーショック[18]を誘発するなど，全身への影響が懸念される．このような組織刺激性や変異原性などの為害作用を示す割には，その効果時間は2〜3日間と短く疑問視されている．このような理由から，パラクロロフェノール等の刺激性がやや低いメトコールのようなフェノール製剤（CP，CC，CMCP）が使用されるようになってきた[19]（図3）．しかし，これらホルムアルデヒド製剤やフェノール製剤はともに，急性症状のある症例で，多量の浸出液や排膿がある場合，凝固層を形成して排膿路形成の妨げとなったり，根尖部を刺激して症状を重篤にするおそれがある．また，ペリオドンのようなパラホルムアルデヒド製剤を使用すると，根尖孔部に生じる挫滅創がかなり侵襲され，アポトーシスが阻害され初期治癒が遅れる[20]．すなわち，根尖部の治癒は創傷の治癒とは異なり，根尖部の痂皮が脱落することなく，血餅がマクロファージにより貪

Case 2 疼痛が抑えられない症例

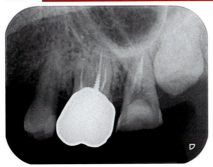

2-1 患歯は 7 で，疼痛があったものの，ペリオドンを数回貼薬して少し緩和したので，根管充填したが，再び疼痛が出現したため，充填材を除去し，再度ペリオドンを貼薬されたとのこと．さらにイオン導入を行うも改善されないため，紹介にて来院．やはり打診痛はかなり強く出ていた

食されるか，線維芽細胞による被包化が行われるが，この治癒過程がこれらの薬剤により阻害されるのである．また何度も繰り返しペリオドンを貼薬することにより，急性症状が発現し，疼痛が抑えられないような症例も多く見られる（**Case 2**）．

このように，治癒の過程を意識しながら根管治療，そして根管貼薬を行うことが必要である．つまり根管貼薬の目的は，以前のような根管内細菌を死滅させるといったものから，根管内細菌を増殖させない，またコロナルリーケージの防止，そして根尖部周囲組織の治癒促進へと変遷してきている．このような観点から，これまでのように刺激性の高い薬剤を使用するのは慎むべきである．現在，日本でも化学物質過敏症の患者は多く存在し，誰しもが発症する可能性はある．また発症はしていなくても，感作されている患者は潜在的に存在する．かつてシックハウス症候群やアレルギー性鼻炎の患者がこれほどいたであろうか．われわれを取り巻く環境がかなり変化しているにもかかわらず，以前と同じ毒性の高い薬剤を使い続けることは考え直さなければならない．

2．急性期での対応

急性期の状態では，できるだけマイルドな治療（根尖部を刺激しない器具操作と低濃度のヒポクロでの洗浄）を行って落ち着くまで少し待ち，後述する水酸化カルシウム製剤を貼薬して仮封を行う．決して安易な開放治療は避けなければならず，開放により根管内細菌数が増加することや，急性症状の緩和に対しては有意差がないことが報告されている[21]（**Case 3**）．しかしながら，治療日が週の最終日であったり，急患で来院された場合に時間的に十分な処置が不可能な場合は，やむを得ず開放にすることもある．この場合は近日中にアポイントを入れ，次回は根管形成から貼薬・仮封までを確実に行う．また咬頭干渉があれば削合して患歯を安静にし，鎮痛薬を処方する．この時の痛みのメカニズムを考慮して，局所には非ステロイド系消炎鎮痛薬としてロキソニン（60mgを1日最大180mg）またはボルタレン（25mgを1日最大100mg）を，そして中枢に対してアセトアミノフェンのカロナール（200mg, 300mg, 500mgを1日最大4,000mg）を同時投与すると，痛みをうまくコントロールできる[22]．

Case 3 長期開放症例

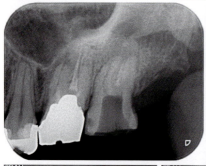
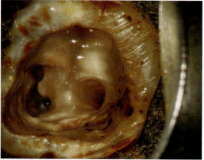

3-1 2年間も開放処置がなされており，違和感が消失せず，不信感を抱いて来院．かなり時間が経っているため，残存歯質が心配であった
3-2 |7 のMB2の見落としが認められた

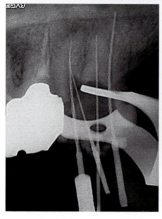
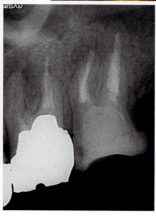

3-3 作業長の長さでファイル挿入時のデンタルX線写真．MB2はMB1と根尖で合流している
3-4 疼痛が消失したので，根管充填

どのような薬剤を使用すべきか？

1. 水酸化カルシウム製剤の特性

　では，どのような貼薬剤を使用すべきであろうか．欧米では水酸化カルシウム製剤が古くから根管治療に応用されており，1920年にHermann[23]が根管充填材や覆髄材として使用し，1966年にはFrank[24]が根未完成の失活歯に対するアペキシフィケーションを確立した．日本では1990年代から普及し始め，根管治療における水酸化カルシウム製剤の主な適応は，根管貼薬，覆髄，アペキシフィケーションやアペキソゲネーシス，パーフォレーション部肉芽組織除去，歯根吸収抑制などである．水酸化カルシウム製剤にはプレミックスされた製剤が多くあるが，どの製品も同じではなく，水酸化カルシウムの含有量や溶媒の種類が異なっている．

　水酸化カルシウム製剤の特性は，①組織溶解作用，②抗菌作用，③歯根吸収抑制，④硬組織の誘導である．抗菌作用の主なメカニズムは，細菌細胞膜の破壊，タンパク質の変性，DNAの損傷であり，OH基のアルカリイオン（pH 12.5）によるものである[25]．ただし，水酸化カルシウム製剤の抗菌作用は低拡散性で，水分に溶けたOH基が直接的に細菌等に作用しないと効果は発揮されない．すなわち，象牙細管内には浸透しないため，細管内に細菌が残存すればその効果は期待できない．そのほか，組織溶解作用については，約1週間で歯髄組織の97％（検体0.0065g）を溶解することができると報告されている[26]．

II 根管からの細菌除去

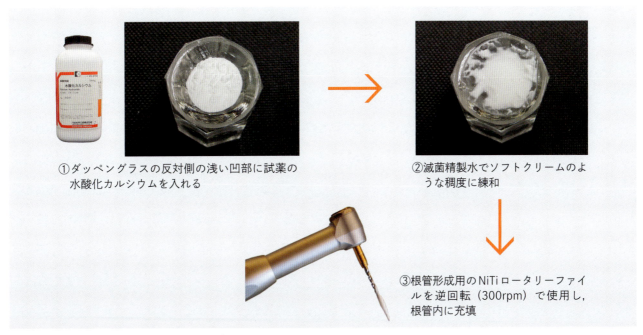

図4 水酸化カルシウム製剤
　a：水溶性の水酸化カルシウム製剤のカルシペックスⅡ（プレーン；水酸化カルシウム48％含有，硫酸バリウム配合；水酸化カルシウム24％含有）
　b：最も除去しづらい油性の水酸化カルシウム製剤のビタペックス（水酸化カルシウム30.3％含有）
　c：水溶性の水酸化カルシウム製剤のウルトラカル（水酸化カルシウム35％含有）

①ダッペングラスの反対側の浅い凹部に試薬の水酸化カルシウムを入れる

②滅菌精製水でソフトクリームのような稠度に練和

③根管形成用のNiTiロータリーファイルを逆回転（300rpm）で使用し，根管内に充填

図5 水酸化カルシウム試薬を用いた貼薬

2．水酸化カルシウム製剤を用いた貼薬

　水酸化カルシウム製剤を根管内に充填しやすくするために，水性，油性，粘性の溶媒により稠度が調整されている（図4）．なかでも油性のビタペックスは抗菌作用が低い[27]だけでなく，根管内に貼薬すると完全に除去するのは超音波装置を併用しても困難である．以前販売されていた粘性のカルキル（練和液にポリエチレングリコール含有）や水溶性のカルシペックスも除去は容易ではない．そこで筆者は，除去しやすい水酸化カルシウム試薬をダッペングラス等に入れて精製水で練和し，レンツロを正回転で，またはNiTiロータリーファイルを逆回転（回転数は300rpmぐらい）で使用し，根管内に緊密に填入している[28]（図5，Case 4）．作り置きをした水酸化カルシウム製

水酸化カルシウムの試薬を用いる場合は，患者の同意が必要となる

5 その根管貼薬は科学的根拠に基づいているのか?

Case 4 大臼歯での2回法症例

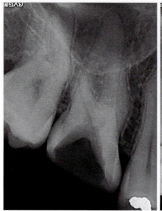
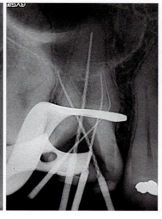
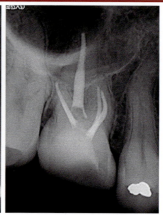

4-1 患歯は 6| で，抜髄したが，疼痛が出現して開放したものの，変化がないため紹介されて来院

4-2 MB2の見落としがあり，根管形成・洗浄後に水酸化カルシウムを貼薬して仮封

4-3 治療は2回で終了した

剤は密閉しておけば容易には炭酸カルシウムに変化せず，4カ月程度であれば使用できる[29]との報告もあるが，貼薬ごとに練和して使用するほうが良い．

貼薬期間は1週間を基本とし，これ以下では効果が上がらない[3,30]．また，アペキシフィケーションで水酸化カルシウム製剤を長期作用させると，根管象牙質のコラーゲンやプロテオグリカンを変性させ脆弱にするおそれがあるため，その使用には注意が必要である[31,32]．

充填した水酸化カルシウムを除去する際，多くは根管洗浄のみで除去できるが，しつこく根管内壁にへばりついている場合は根管洗浄後に超音波チップ（ファイルタイプのAMファイル等）をペリオモードの最もマイルドな設定で使用すると，問題なく目的が達成される．取り残しがあると，酸化亜鉛ユージノール系シーラーのキレート結合を阻害するので，見えるところは可及的に除去する[33]．また，クエン酸で洗浄しても除去可能である．

まとめ

イニシャルトリートメントでは，前歯部での便宜抜髄以外の疼痛がある症例では複数回法を選択し，水酸化カルシウム製剤を根管内すべてに貼薬し，緊密に仮封することが重要である．決して根管内を空っぽにせず，また細胞毒性の高い化学薬品の使用は慎むべきである．

文献

1) Swanson K, Madison S. An evaluation of coronal microleakage in endodontically treated teeth. Part I. Time periods. *J Endod*. 1987; **13**(2): 56-59.

2) Khayat A, Lee SJ, Torabinejad M. Human saliva penetration of coronally unsealed obturated root canals. *J Endod*. 1993; **19**(9): 458-461.

3) Orstavik D, Kerekes K, Molven O. Effects of extensive apical reaming and calcium hydroxide dressing on bacterial infection during treatment of apical periodontitis: a pilot study. *Int Endod J*. 1991; **24**(1): 1-7.

4) Kvist T, Molander A, Dahlén G, Reit C. Microbiological evaluation of one- and two-visit endodontic treatment of teeth with apical periodontitis: a randomized, clinical trial. *J Endod*. 2004; **30**(8): 572-576.

5) Trope M, Delano EO, Orstavik D. Endodontic treatment of teeth with apical periodontitis: single vs. multivisit treatment. *J Endod*. 1999; **25**(5): 345-350.

6) Katebzadeh N, Sigurdsson A, Trope M. Radiographic evaluation of periapical healing after obturation of infected root canals: an *in vivo* study. *Int Endod J*. 2000; **33**(1) :60-66.

7) Katebzadeh N, Hupp J, Trope M. Histological periapical repair after obturation of infected root canals in dogs. *J Endod*. 1999; **25**(5): 364-368.

8) Tanomaru Filho M, Leonardo MR, da Silva LA. Effect of irrigating solution and calcium hydroxide root canal dressing on the repair of apical and periapical tissues of teeth with periapical lesion. *J Endod*. 2002; **28**(4): 295-299.

9) Shuping GB, Orstavik D, Sigurdsson A, Trope M. Reduction of intracanal bacteria using nickel-titanium rotary instrumentation and various medications. *J Endod*. 2000; **26**(12): 751-755.

10) Trope M. Flare-up rate of single-visit endodontics. *Int Endod J*. 1991; **24**(1): 24-26.

11) Imura N, Zuolo ML. Factors associated with endodontic flare-ups: a prospective study. *Int Endod J*. 1995; **28**(5): 261-265.

12) Bystrom A, Claesson R, Sundqvist G. The antibacterial effect of camphorated paramonochlorophenol, camphorated phenol and calcium hydroxide in the treatment of infected root canals. *Endod Dent Traumatol*. 1985; **1**(5): 170-175.

13) Haapasalo M, Orstavik D. *In vitro* infection and disinfection of dentinal tubules. *J Dent Res*. 1987; **66**(8): 1375-1379.

14) Orstavik D, Haapasalo M. Disinfection by endodontic irrigants and dressings of experimentally infected dentinal tubules. *Endod Dent Traumatol*. 1990; **6**(4): 142-149.

15) Waltimo TM, Sirén EK, Orstavik D, Haapasalo MP. Susceptibility of oral Candida species to calcium hydroxide *in vitro*. *Int Endod J*. 1999; **32**(2): 94-98.

16) Fager FK, Messer HH. Systemic distribution of camphorated monochlorophenol from cotton pellets sealed in pulp chambers. *J Endod*. 1986; **12**(6): 225-230.

17) Lewis BB, Chestner SB. Formaldehyde in dentistry: a review of mutagenic and carcinogenic potential. *J Am Dent Assoc*. 1981; **103**(3): 429-434.

18) Haïkel Y, Braun JJ, Zana H, Boukari A, de Blay F, Pauli G. Anaphylactic shock during endodontic treatment due to allergy to formaldehyde in a root canal sealant. *J Endod*. 2000; **26**(9): 529-531.

19) Ketley CE, Goodman JR. Formocresol toxicity: is there a suitable alternative for pulpotomy of primary molars？ *Int J Paediatr Dent*. 1991; **1**(2): 67-72.

20) Hughes DE, Wright KR, Uy HL, Sasaki A, Yoneda T, Roodman GD, Mundy GR, Boyce BF. Bisphosphonates promote apoptosis in murine osteoclasts *in vitro* and *in vivo*. *J Bone Miner Res*. 1995; **10**(10): 1478-1487.

21) Nusstein JM, Reader A, Beck M. Effect of drainage upon access on postoperative endodontic pain and swelling in symptomatic necrotic teeth. *J Endod*. 2002; **28**(8): 584-588.

22) Breivik EK, Barkvoll P, Skovlund E. Combining diclofenac with acetaminophen or acetaminophen-codeine after oral surgery: a randomized, double-blind single-dose study. *Clin Pharmacol Ther*. 1999; **66**(6): 625-635.

23) Hermann BW. Calciumhydroxyd Als Mittel Zum Behandein und Füllen Von Zahnwurzelkanälen (Dissertation). Würzburg, 1920.

24) Frank AL. Therapy for the divergent pulpless tooth by continued apical formation. *J Am Dent Assoc*. 1966; **72**(1): 87-93.

25) Siqueira JF Jr, Lopes HP. Mechanisms of antimicrobial activity of calcium hydroxide: a critical review. *Int Endod J*. 1999; **32**(5): 361-369.

26) Andersen M, Lund A, Andreasen JO, Andreasen FM. *In vitro* solubility of human pulp tissue in calcium hydroxide and sodium hypochlorite. *Endod Dent Traumatol*. 1992; **8**(3): 104-108.

27) Blanscet ML, Tordik PA, Goodell GG. An agar diffusion comparison of the antimicrobial effect of calcium hydroxide at five different concentrations with three different vehicles. *J Endod*. 2008; **34**(10): 1246-1248.

28) Torres CP, Apicella MJ, Yancich PP, Parker MH. Intracanal placement of calcium hydroxide: a comparison of techniques, revisited. *J Endod*. 2004; **30**(4): 225-227.

29) 中牟田博敬ほか．試作水酸化カルシウム製材の臨床応用．日歯保存誌．1996；**39**：170.

30) Sjögren U, Figdor D, Spångberg L, Sundqvist G. The antimicrobial effect of calcium hydroxide as a short-term intracanal dressing. *Int Endod J*. 1991; **24**(3): 119-125.

31) Andreasen JO, Farik B, Munksgaard EC. Long-term calcium hydroxide as a root canal dressing may increase risk of root fracture. *Dent Traumatol*. 2002; **18**(3): 134-137.

32) Sahebi S, Moazami F, Abbott P. The effects of short-term calcium hydroxide application on the strength of dentine. *Dent Traumatol*. 2010; **26**(1): 43-46.

33) Margelos J, Eliades G, Verdelis C, Palaghias G. Interaction of calcium hydroxide with zinc oxide-eugenol type sealers: a potential clinical problem. *J Endod*. 1997; **23**(1): 43-48.

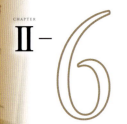

根管治療中の仮封は適切に行えているか？

臨床的な操作性と封鎖性を考えた仮封

　歯冠側からの唾液や細菌の漏洩はコロナルリーケージと呼ばれており，その防止については根管治療前，治療中，そして治療後の3段階に分けて考える必要がある．治療前は，軟化象牙質の可及的除去とクラックの確認を行う．治療後は，適切な根管充填後の仮封と支台築造，そして歯冠修復が重要となる．治療中は，ラバーダム防湿と仮封がこれに相当する．この治療中と治療後の仮封をしっかり行わなければ，せっかく無菌的治療を行っても元も子もない．

仮封材の選択と実際

　筆者が大学を卒業した頃，根管貼薬後の仮封についてはストッピング仮封が一般的であったが，現在ではその封鎖性に問題があるため，支持されていない．しかし，現在でも酸化亜鉛ユージノールセメントとストッピングの二重仮封であれば封鎖性に問題はないと考えられる．では，臨床的な操作性と封鎖性を考えると，どのような材料でどのように仮封を行えば良いのであろうか．

　材料的には，グラスアイオノマーセメントや酸化亜鉛ユージノールセメントは封鎖性が優れているとされている[1, 2]．また，コンポジットレジンのような接着材料も封鎖性は高い[3, 4]．しかし，これらは充填準備や除去に手間がかかるため，臨床的には不向きであると考えられる．では，水硬性セメントはどうであろうか？　水硬性セメントは，漏洩試験にて酸化亜鉛ユージノールセメントと同等の封鎖性を示すことが報告されている[2]．また，プレミックスされているので準備が楽であり，除去時は超音波器具を用いることで容易に除去できる．そのため，筆者は仮封材は水硬性セメントであるキャビトン（ジーシー）を使用している（図1）．

　しかし，水硬性セメントを用いる際には，その物性を考慮しなければならない．水硬性セメントは酸化亜鉛ユージノールセメントの2倍以上の膨張係数を有するため，高い辺縁封鎖性が認められるが，強度は酸化亜鉛ユージノールセメントの半分程度であることから，その強度を補填するためにある程度の厚みが必要となる．実際の臨床では，

根管からの細菌除去

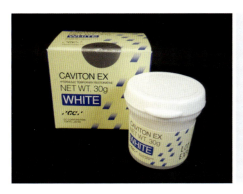
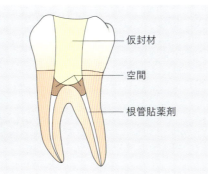

図1 筆者が臨床で用いている水硬性セメントのキャビトンEX（ジーシー）

図2 一度に充填すると歯冠部に空間が発生する

仮封材
空間
根管貼薬剤

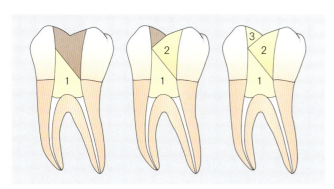

図3 一度に充填するのではなく，積層で充填を行い空間発生を防止する

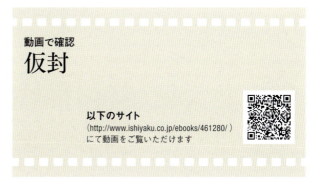

動画で確認 **仮封**

以下のサイト
(http://www.ishiyaku.co.jp/ebooks/461280/)
にて動画をご覧いただけます

3.5mm以上の厚みを確保することが望ましいとされている[5, 6]．なお，仮封を行う際に綿球を使用すると漏洩する危険性が示唆されているため[7]，その使用は控えるべきである．また，一度に充填しようとすると空隙を生じる可能性があることから，積層充填を行う必要がある[8]（図2，3）．

文献

1) Barthel CR, Strobach A, Briedigkeit H, Göbel UB, Roulet JF. Leakage in roots coronally sealed with different temporary fillings. *J Endod*. 1999; **25**: 731-734.

2) Krakow AA, de Stoppelaar JD, Gron P. In vivo study of temporary filling materials used in endodontics in anterior teeth. *Oral Surg Oral Med Oral Pathol*. 1977; **43**: 615-620.

3) Barthel CR, Zimmer S, Wussogk R, Roulet JF. Long-Term bacterial leakage along obturated roots restored with temporary and adhesive fillings. *J Endod*. 2001; **27**: 559-562.

4) Belli S, Zhang Y, Pereira PN, Pashley DH. Adhesive sealing of the pulp chamber. *J Endod*. 2001; **27**: 521-526.

5) Widerman FH, Eames WB, Serene TP. The physical and biologic properties of Cavit. *J Am Dent Assoc*. 1971; **82**: 378-382.

6) Webber RT, del Rio CE, Brady JM, Segall RO. Sealing quality of a temporary filling material. *Oral Surg Oral Med Oral Pathol*. 1978; **46**: 123-130.

7) Newcomb BE, Clark SJ, Eleazer PD. Degradation of the sealing properties of a zinc oxide-calcium sulfate-based temporary filling material by entrapped cotton fibers. *J Endod*. 2001; **27**: 789-790.

8) Torabinejad M, Walton RE. Endodontics: principles and practice. 4th ed. Saunders, 2008; 279-286.

CHAPTER II 根管からの細菌除去のまとめ

アクセス
回転切削器具にて各歯種に合わせたアクセスキャビティをおおまかに形成．天蓋除去後は，根管解剖およびX線写真をもとに超音波チップにて根管口を探索（54頁参照）

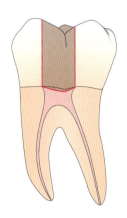

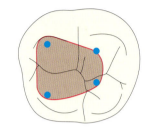

アクセスの外形は，はじめは小さな窩洞から形成し，徐々に大きくするように心がける

実際の臨床では，アクセスとストレートラインアクセスをいったりきたりして完成させる

ストレートラインアクセス
根管口部の上部に張り出している象牙質を除去し，ファイルが根管口部から根尖方向に真っ直ぐ挿入できるようにする（56頁参照）

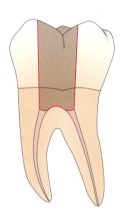

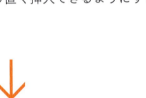

根管口部を過剰切削しないよう，天蓋除去後は超音波チップを用いて根管口の探索を行う

ネゴシエーション
ステンレススチール製のKファイル（#8〜#15），中間サイズファイルを使用して，以下の3つの作業を行う（57頁参照）
①根管探索
②作業長決定
③グライドパスの確保

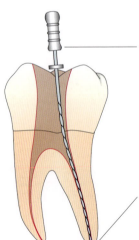

石灰化根管ではCプラスファイルを使用する

ネゴシエーション中も根管洗浄を怠らないようにする

根尖部での急な湾曲が予測されるような症例では，ファイルにプレカーブを付与し，根尖部で360°回転させて探索する

根管形成

クラウンダウン形成やフルレングス形成にて根管形成を行う．最終拡大号数は，小臼歯や大臼歯，下顎前歯では#40，上顎前歯では#50を目安とする（61頁参照）．NiTiロータリーファイルを用いると，治療時間の短縮に役立つ

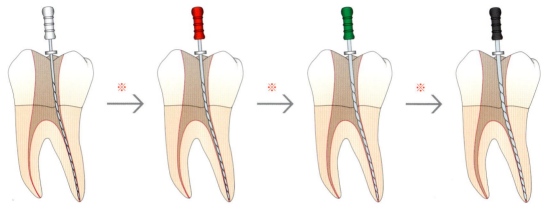

※ファイル交換ごとにヒポクロで洗浄をする．切削片が多く視認できた場合はEDTAで洗い流す（85頁参照）
NiTiロータリーファイルは，破折防止の観点から各医院で使用回数を決めておく

仕上げ形成

超音波チップなどを用いて，根管充填がスムースに行えるよう根管内壁を移行的に仕上げる（63頁参照）

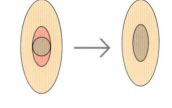

楕円形の根管やイスムスなどでは，この仕上げ形成で形成不足を補う

根管貼薬と仮封

通常，前歯で疼痛の既往のない症例以外は，複数回法で行うため，根管貼薬を行う．水酸化カルシウム製剤を緊密に填入（93頁参照）し，水硬性セメントで仮封する．仮封材の厚さは3.5mm以上となるのが望ましい

仮封材は，一度に充填しようとすると，空隙を生じる可能性があることから，積層充填を行う（97頁参照）

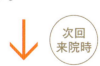
次回来院時

根管充填前の最終洗浄

超音波装置を併用し，EDTA→ヒポクロ→EDTAの順で洗浄を行う（86頁参照）

根管系の封鎖 CHAPTER III

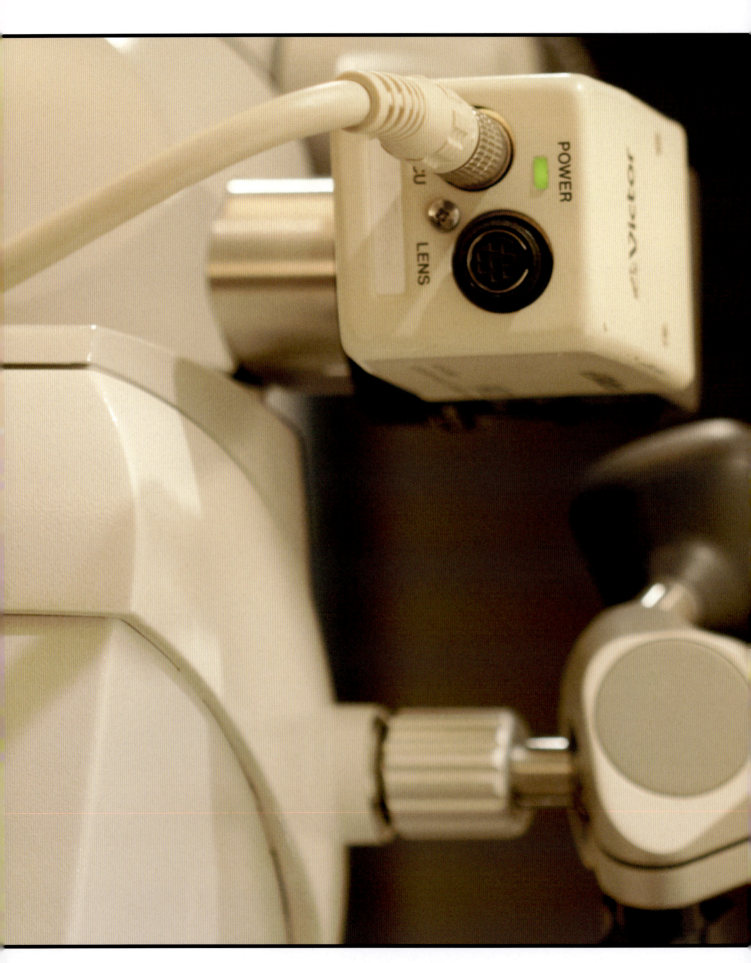

CHAPTER III

根管系の封鎖

　根管系の封鎖は，歯内療法のなかで治癒に影響を及ぼす割合は決して高くはないが，なくてはならないものである．根管充填はもちろん，根管充填後の修復処置に関しても忘れてはならない．つまり，これらはすべて一連の流れであり，どれもないがしろにしてはならない．そして，術後のきれいに根管充填されたX線写真に酔いしれる必要もない．われわれは歯科医療を行っているのであり，歯の図画工作を行っているのではない．そのような点も考慮し，根管系の封鎖において何が重要なのかを解説する．

III-1 根管充填をどのように考えるべきか？

根管充填の戦略

　根管充填は，根管治療全体のなかでは重要度はそれほど高くない．では，根管充填を行わずにそのままで良いのかというと，そうではない．その後の修復処置ができないばかりでなく，コロナルリーケージを防ぐことができないからである．根管充填と歯冠修復の重要性を天秤にかけて議論されることもあるが，そもそも両方が必要であり，それらの精度を上げることが歯科治療に求められている．また，X線的な美しさを追求したいと考える臨床家も少なくはなく，いまだに根管充填後の質だけを評価することに生きがいを感じている歯科医師も存在する．しかし，形を作って詰めるだけでは科学ではない．いかに治癒に導くかが重要である．

　そこで，本稿ではこのような点から根管充填をどのように考えるべきかを述べる．

根管充填の必要性

　「根管充填は必要か否か？」と聞かれれば，多くの歯科医師は「必要」と答えるはずである．では「なぜ必要か？」と問われたら，まずは「感染予防と修復処置を行うため」と答えるであろう．またどちらかと言えば，前者の感染に関する理由から必要であると考えるのではないであろうか．しかし，コロナルリーケージを十分防ぎ，根尖部に刺激の強い薬剤を使用せず根尖部が治癒に向かうと考えれば，根管の中に充填材を使用する必要はあるのであろうか？　そのように考える歯科医師もいるはずである（**Case1**）．

　Swanson & Madison[1]は，人工唾液を用いた実験ではたとえ根管充填を行っても3日で漏洩すると報告している．そうすると，根管充填よりも歯冠修復や仮封のほうが重要であるかのように聞こえる．Ray & Trope[2]は，歯冠修復と根管充填を比較した研究で，歯冠修復のほうが重要であったとの報告をしているが，Tronstadら[3]はその反対に根管充填のほうが重要であると報告している．では，実際にどちらが重要かと言えば，その両方が重要であり，どちらも手を抜いてはならないというのが答えである．また，修復物維持のためにポストスペースが必要であれば，根管充填がなされていないと支台築造や間接法での印象ができなくなる．仮にポストスペースが必要ない症例でも，修復物

根管系の封鎖

Case 1 根管充填を行わずに病変が縮小した症例（Dr. Rossmanのご厚意による）

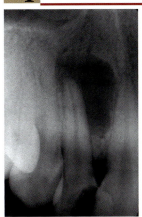
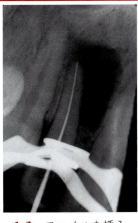
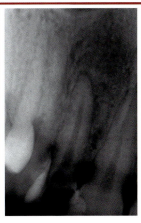
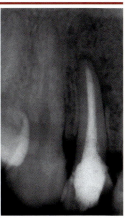

1-1 2⏉の根尖部に病変が認められる

1-2 ファイルを挿入し，作業長を決定

1-3 術後に痛みが消失したため，1年間来院が途絶えたが，病変は縮小し治癒傾向を示している

1-4 根管充填後．根管充填が治癒に及ぼす影響はそれほど大きくないが，なくてはならない操作である

の経時的変化でセメントの崩壊や漏洩も考えられるため，やはり根管充填を行わなければならない．Wesselink[4]は，細菌の増殖には空間と栄養が必要であることから，根管形成を行った部分はすべて完全に充填すべきであると述べている．つまり，根管充填は必要なのである．

根管充填のゴール

根管内に感染が進むと，偏性嫌気性菌が主体となり，混合感染が生じている可能性が高い．しかし，適切な根管治療が行われることにより，これら感受性の高い細菌は取り除かれる．そして，このイベントにより通性嫌気性グラム陽性菌が優位になり，検出される細菌も減少する．しかし，完全に細菌を根管内から取り除くことは不可能であり，根管内を無菌化することはできない．それゆえ，このような細菌を埋葬する必要がある．すなわち，根管充填の目的は，①根尖孔や根管口からの再感染により，根管が再び細菌の活動の場にならないようにすること，②残された起炎因子や細菌が外部に波及しないように根管内に封じ込めておくことである．またコロナルリーケージを防ぐために，根管充填後は速やかに修復処置に移行し，修復処置時には限りなく感染させないように注意すべきである．そして，質の高い修復物が必要なことは言うまでもない．

根管充填後のX線写真で，根管内の至るところに造影性のある材料が充填されていないと治癒に導くことができないのであろうか．これは真実ではなく，根管充填の質のみを求めても治癒に至る確証はない．つまり，見た目にきれいな根管充填だけでは成功か否かの判断はできない．最も重要なことは，無菌的治療を実践し，可及的に根管から細菌を除去し，その状態を維持することである．もちろん汚いよりもきれいなほうが良いのは事実であり，可能な限り緊密に充填すべきである．そして，われわれが行うべきことは，主根管を緊密に根管充填することである（Case 2, 3）．

1 根管充填をどのように考えるべきか？

Case 2 形成が細い根管充填

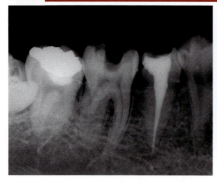
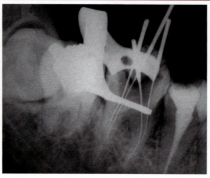
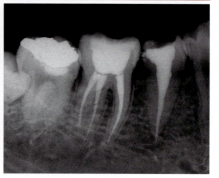

2-1 6⏌の充填物が脱離したが，半年間そのまま放置し，疼痛が出現したため抜髄を行った

2-2 作業長決定

2-3 筆者にまだ根尖部拡大の概念がない時期のシルダー法を用いた根管充填

Case 3 根尖部を少し拡大した根管充填

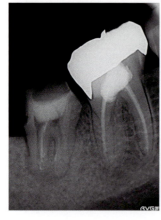
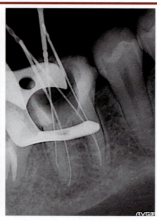
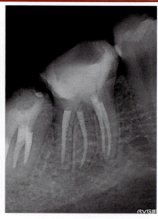

3-1 2根管のみ充填されている6⏌の再治療

3-2 4根管すべてApexにて作業長を決定

3-3 根尖部の拡大は遠心頬側根のみが#50で，これ以外はすべて#40まで拡大し，CWCT（後述）にて根管充填

根管充填用シーラーは必要なのか？

　根管充填材としてはコアマテリアルとシーラーがあげられる．コアマテリアルは多くの場合，ガッタパーチャポイントであり，その成分のほとんどが酸化亜鉛である．シーラーにはいくつかの種類があるが，どれが最も良いかは優劣がつけられない．コロナルリーケージが根管治療の予後に著しく影響を与えることは前項で述べたが，根管充填をすればそれでコロナルリーケージが防げると考える臨床家もいる．もちろん根管治療中や根管充填後の仮封も重要で，すべてが満足のいく条件の材料が必要である．しかしながら，100％満足できる材料や方法はあり得ない．それゆえ，連携の取れた治療手順とコンセプトが重要となる．すなわちシーラーなしの根管充填では，ガッタパーチャポイントが根管内壁と接着しないため，コロナルリーケージを防ぐことができない．Spångberg[5]は，根管内壁とガッタパーチャポイントとの間にシーリング材が必要であると提唱している．また，加熱や有機溶媒などによって軟化されたガッタパーチャポイントは冷却や溶媒蒸発後に収縮し，根管象牙質との間に隙間が生じる．Maguraら[6]やKhayatら[7]は in vitro でのシーラーなしの根管充填や根管充填そのものを行わない場

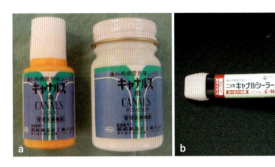

図1 酸化亜鉛ユージノール系シーラー
　a：キャナルス，b：キャナルシーラー

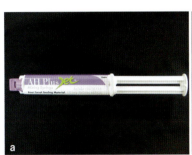
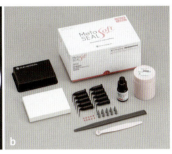

図2　レジン系シーラー
　a：AHプラスはエポキシレジン（ビスフェノール系）を基材としている．b：メタシールSoftはメタクリレート系のシーラー

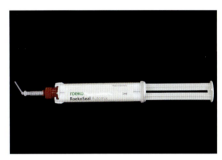

図3　シリコン系シーラー（ロエコシール）

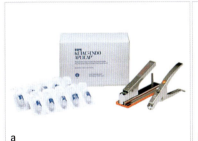
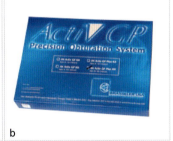

図4　グラスアイオノマー系シーラー
　a：Ketac-Endo，b：Activ GP

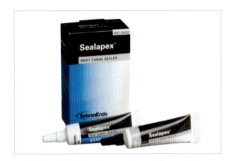

図5　水酸化カルシウム系シーラー（シーラペックス）

合を漏洩試験のコントロールとして証明を行っている．シーラー使用に関して否定的な歯科医師は，このような研究条件が生体内で起こるはずがないとの見解で，シーラー使用の必要性はないと考えているであろう．また，シーラーそのものの有害性のほうがむしろ危険であると主張するかもしれない．しかし根管治療後には，根管内に歯髄はすでになく，免疫機構もない空間には何らかの抗菌作用が求められる．どのような材料であっても細胞毒性は少なからず存在するため，できる限り意図的に根尖孔外に押し出さないように配慮すべきである．結論的に，シーラーの使用は必要である．

　筆者は，酸化亜鉛ユージノール系シーラーを第一選択としている（図1）．これ以外には，レジン系シーラー，シリコン系シーラー，グラスアイオノマー系シーラー，水酸化カルシウム系シーラー，ケイ酸カルシウム系シーラー（MTAシーラー）があり，それぞれ長所と短所がある（図2～6，表1）．

1 根管充填をどのように考えるべきか？

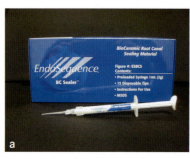 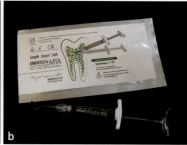 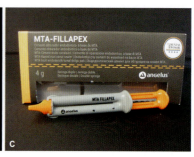

図6　ケイ酸カルシウム系シーラー
　　a：BCシーラー，b：エンドシール，c：レジンも含まれているMTA Fillapex

表1　各種シーラーの長所と短所

	長　所	短　所
酸化亜鉛ユージノール系シーラー	操作時間は約30分以上 高いX線造影性 初期の殺菌性	長期にわたる細胞毒性 液体への溶解性 感作性
水酸化カルシウム系シーラー	操作時間は1時間 根尖硬組織形成 組織親和性 抗菌効果	硬化するとカルシウムイオンは溶出しない 組織への易溶解性 高い流動性
レジン系シーラー	操作時間は8時間 象牙質に対する接着性 良好な機械的性質	エポキシ系は吸収されにくい 初期の細胞毒性 アレルギー
グラスアイオノマー系シーラー	象牙質に接着しフッ素放出 生体適合性に優れている	硬化時間が早い（5分間） 再治療時には除去が困難 硬化中の感水性漏洩
シリコン系シーラー	操作時間が約50分 組織親和性が高い 収縮がない 膨張する	加熱すると硬化する やや高価
ケイ酸カルシウム系シーラー （MTAシーラー）	操作時間が長い 細胞毒性が低い やや膨張する	長期経過がない 高価

垂直加圧根管充填と側方加圧根管充填では予後に差があるのか？

　垂直加圧根管充填にもいくつかの種類があり，どれも同じではない．またメインポイントの試適ができる方法とそうではない方法もある．多くの術式では，コアマテリアルを加熱または加圧変形させて緊密に充填を行う．これ以外にも溶媒で軟化させる方法や注入式の充填方法，心棒にコア材を装着しているタイプなどがあるほか，小さなペレットを火炎や溶媒で軟化後に積層させて充填する方法もある．しかし，これら多くはメインポイントの試適を行わず，どこまで充填材が詰まるのかがわからない．よって，オーバーフィリングを起こす可能性が非常に高い．また，側枝まで充填することが美学のように思われていることもあるが，Ricucciら[8]は側枝や根尖分岐まで充填することを考える必要はなく，それよりも根管内をいかにきれいに洗浄できるのかを考えるほうが重要であると述べている（**Case 4，5**）．またBergenholtzら[9]やSjögrenら[10]は，根管充

Case 4 側枝に充填されている症例

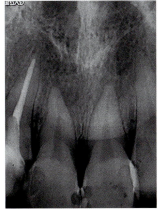
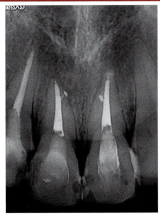

4-1 1|1 の根尖部に病変が見られるが，どちらもやや正中寄りに位置している
4-2 根管充填後は両歯とも側枝まで充填されている

Case 5 側枝に充填されていない症例

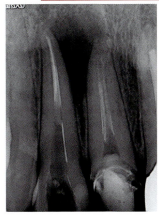
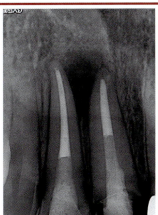
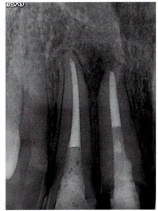

5-1 2 1| の間に病変が認められる
5-2 根管充填後．1| の遠心側と 2| の近心側に側枝があると思われたが，充填すると側枝に充填材が入ってはいない
5-3 病変は縮小傾向を示している

填材の到達位置はX線レベルでも根尖部から約2mm離れている場合に予後が良いと述べている．

それに対して，側方加圧根管充填法は多くの大学で教えられており，研究のゴールドスタンダードである．そして，メインポイントの試適を行い，長さをコントロールできる．しかし，スプレッダーが作業長の−2mmまで届く必要があり，スプレッダーと互換性のあるアクセサリーポイントを使用しなくてはならない（**Case 6**）．また，シーラー層が厚くなるため，その剥離や崩壊により長期間のコロナルリーケージが心配される．

それでは，どちらのほうが予後は良いのであろうか．Farzanehら[11]，de Chevignyら[12]は側方加圧根管充填法よりも垂直加圧根管充填法のほうが症例全体としては予後が良かったと報告しているが，根管形成法も異なっており，完全な比較にはならない．そこで，Pengら[13]は，垂直加圧根管充填法と側方加圧根管充填法の治療成績をメタ分析で検討した結果，術後疼痛や長期予後，そして根管充填の質は両者の間で有意差がなかったと報告している．つまり，垂直加圧根管充填と側方加圧根管充填における成績の有意差はなく，現在のところ一つの根管充填方法が他の方法と比較して有意に優れているという研究はない（**Case 7**）．

1 根管充填をどのように考えるべきか？

Case 6　側方加圧根管充填症例

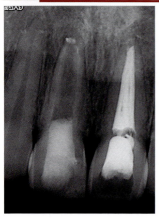

6-1　|1 には側方加圧根管充填がなされているが，スプレッダートラックが見られ，緊密な充填ではないようである

Case 7　垂直加圧根管充填症例

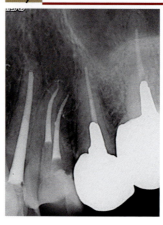

7-1　|4 にCWCTを用いた根管充填を行った．細部まで緊密に充填されている

1）コアマテリアルを軟化変形させない方法
　シングルポイント法
　側方加圧根管充填法

2）コアマテリアルを軟化変形させる方法
　ウォームバーティカル法
　CWCT (Continuous Wave Condensation Technique)
　インジェクション法
　コアキャリア法
　マイクロシールテクニック
　カスタムコーンテクニック

図7　根管充填法の分類

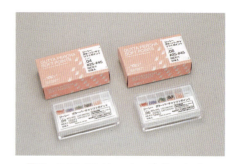

図8　04と06テーパーのガッタパーチャポイント

根管充填法の分類

　根管充填法は，コアマテリアルを変形させるか否かで2つに大きく分けられる（図7）．コアマテリアルをあまり変形させることなく根管充填する方法には，シングルポイント法と側方加圧根管充填法があげられる．シングルポイント法にもISO規格の02テーパーポイントを用いた方法とテーパードガッタパーチャポイント（04または06テーパーポイント）を用いた方法がある（図8）．コアマテリアルを加熱加圧変形させる方法には，シルダー法，CWCT（Continuous Wave Condensation Technique，図9），Thermoplastic Injection Technique（図10），Carrier-based Gutta-percha Technique（図11），マイクロシールテクニック（図12），カスタムコーンテクニック（図13）などがある．分類や名称等が異なる記載方法もあるが，筆者はこのように分類している．

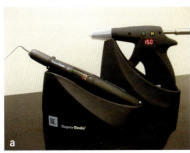
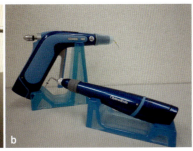

図9　CWCTに用いる器具
　a：スーパーエンドアルファとベータ，b：コードレスタイプのシステムBフィルとパック

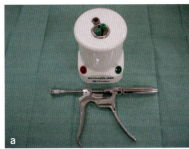
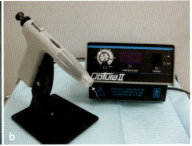

図10　インジェクションタイプ充填器
　a：ウルトラフィル，b：オブチュラⅡ

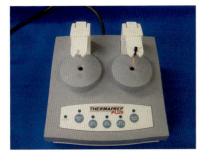

図11　Carrier-based Gutta-percha Techniqueのサーマフィル

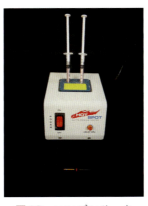

図12　コンデンサーを用いるマイクロシールテクニック

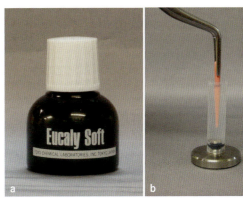

図13　有機溶媒によるカスタムコーンテクニック
　a：軟化するのに用いるユーカリソフト，b：有機溶媒による軟化

根管充填法の使い分け

　根管充填では，根尖最狭窄部が破壊されていなければ，どのような充填方法でも問題はなく，術者がある一つの方法に精通し慣れているのであれば特に制限はない．イニシャルトリートメントでは通常，根尖部は破壊されていないので，側方加圧根管充填でも垂直加圧根管充填でも良い．筆者は次章で解説するCWCTという垂直加圧根管充填法を第一選択としており，そのほか側方加圧根管充填やテーパー度コーンテクニックを症例に応じて使い分けている．しかし，作業長のミスリードがあったり，少し強めに手用ファイルやロータリーファイルを押し込んだりしたことで，根尖部が破壊されアピカルストップがなくなると，通常の根管充填ではかなりのオーバーフィリングを起こす可能性が出てくる．そのような場合には作業長を少し短く設定し，アピカルストップを付与するように再形成を行う（**図14**）．この場合，根の長さをある程度有している症例

1 根管充填をどのように考えるべきか？

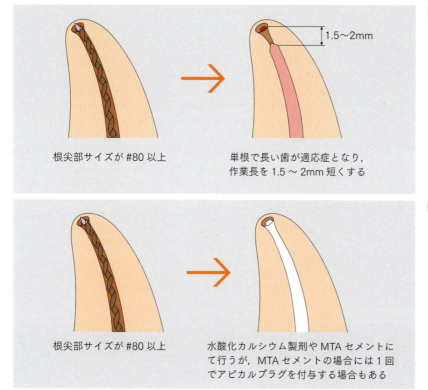

図14 根尖破壊で作業長を短くする場合（ショートフィリング）

図15 根尖破壊でアペキシフィケーションを行う場合

でなければならない．もともと作業長の短い症例ではこの方法を用いることができないため，カスタムコーンテクニックや水酸化カルシウム製剤によるアペキシフィケーションを計画すべきである．根尖部の大きさが#80ぐらいまでであれば，何とかガッタパーチャポイントとシーラーを使用して根管充填が可能である[14]．しかし，それ以上では水酸化カルシウム製剤またはMTAセメントによるアペキシフィケーションを考慮する（**図15，Case 8**）．また，内部吸収がある場合にはインジェクションタイプの器具による根管充填を行うが，パーフォレーションが存在する場合にはこの方法を使用できないため，MTAセメントを利用した根管充填を計画することが望ましい（**Case 9**）．

文献

1) Swanson K, Madison S. An evaluation of coronal microleakage in endodontically treated teeth. Part I. Time periods. *J Endod*. 1987; **13**(2): 56-59.
2) Ray HA, Trope M. Periapical status of endodontically treated teeth in relation to the technical quality of the root filling and the coronal restoration. *Int Endod J*. 1995; **28**(1): 12-18.
3) Tronstad L, Asbjørnsen K, Døving L, Pedersen I, Eriksen HM. Influence of coronal restorations on the periapical health of endodontically treated teeth. *Endod Dent Traumatol*. 2000; **16**(5): 218-221.
4) Bergenholtz G, Horsted-Bindslev P, Reit C. Textbook of Endodontlogy. 2nd ed. Wiley-Blackwell, 2010; 219-232.
5) Spångberg LS. Contemporary endodontology. *Aust Endod J*. 1998; **24**(1): 11-17.
6) Magura ME, Kafrawy AH, Brown CE Jr, Newton CW. Human saliva coronal microleakage in obturated root canals: an *in vitro* study. *J Endod*. 1991; **17**(7): 324-331.
7) Khayat A, Lee SJ, Torabinejad M. Human saliva penetration of coronally unsealed obturated root canals. *J Endod*. 1993; **19**(9): 458-461.
8) Ricucci D, Siqueira JF Jr. Fate of the tissue in lateral canals and apical ramifications in response to pathologic conditions and treatment procedures. *J Endod*. 2010; **36**(1): 1-15.

Case 8 　根尖が破壊されており，MTAにてアペキシフィケーションを行った症例

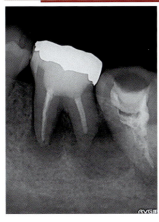
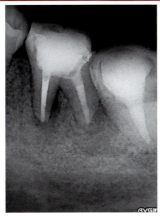

8-1 　6̲ は近遠心根ともに根尖部の大きさが#80以上で，外部吸収が進んでいる
8-2 　MTAセメントにてアピカルプラグを行い，6カ月後には根尖病変が縮小傾向を示している

Case 9 　内部吸収にパーフォレーションが伴っている症例

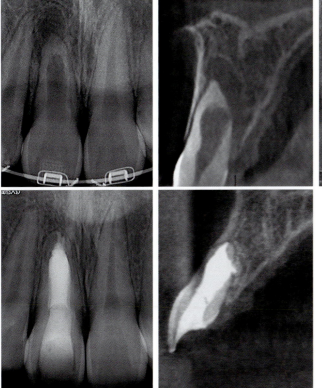
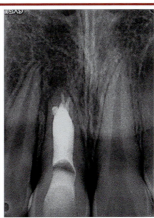

9-1 　1̲ に大きな内部吸収が見られる
9-2 　CBCTでは口蓋側にパーフォレーションが認められる
9-3 　MTAセメントにてパーフォレーション部も含めて根管充填

9-4 　術後4年．病変は治癒している
9-5 　CBCTにて病変の消失を確認

9) Bergenholtz G, Malmcrona E, Milthon R. Endodontic treatment and periapical state. II. Radiologic evaluation of quality of root fillings in relation to frequency of periapical lesions. *Tandlakartidningen*. 1973; **65**(5): 269-279.
10) Sjögren U, Hagglund B, Sundqvist G, Wing K. Factors affecting the long-term results of endodontic treatment. *J Endod*. 1990; **16**(10): 498-504.
11) Farzaneh M, Abitbol S, Lawrence HP, Friedman S. Treatment outcome in endodontics-the Toronto Study. Phase II: initial treatment. *J Endod*. 2004; **30**(5): 302-309.
12) de Chevigny C, Dao TT, Basrani BR, Marquis V, Farzaneh M, Abitbol S, Friedman S. Treatment outcome in endodontics: the Toronto study － phase 4: initial treatment. *J Endod*. 2008; **34**(3): 258-263.
13) Peng L, Ye L, Tan H, Zhou X. Outcome of root canal obturation by warm gutta-percha versus cold lateral condensation: a meta-analysis. *J Endod*. 2007; **33**(2): 106-109.
14) Webber RT. Apexogenesis versus apexification. *Dent Clin North Am*. 1984; **28**(4): 669-697.

III-2 根管充填をどのように実践していくのか?

根管充填の実際

前章では根管充填の必要性から充填方法の分類や使い分けを説明した．本章では，実際の臨床においてどのように実践するのかを解説していく．一つの方法ですべてを賄うことは不可能であり，症例に応じて充填方法を変える必要がある．5種類や10種類もの方法をマスターする必要はないが，できれば2～3方法を習得し臨床に応用するように心がけてほしい．もちろん，最も得意な方法を中心に実践し，その欠点を補わなければならない症例に対して十八番以外の方法を活用していただきたい．

本稿では，筆者が用いている主な充填法とそれ以外の2種類の方法を解説する．

垂直加圧根管充填法のCWCT

垂直加圧根管充填法もいくつか種類があるが，筆者はこのCWCT（Continuous Wave Condensation Technique）[1]を中心に臨床応用している．根尖部に充填したガッタパーチャポイントに加熱変形と加圧変形を起こして緊密に根管充填する方法である．どの方法でも同じであるが，臨床で行う前に抜去歯牙で練習し，手技を習得しておく．特にこの方法は練習がかなり必要であり，抜去歯牙で上手くいかなければ口腔内でも決して上手くいくわけがない．CWCTではまず根尖部約4mmを充填し，根尖部を完全に封鎖する段階があり，これをダウンパックと呼ぶ．そして，この封鎖された部分をアピカルプラグと呼ぶ．その後，根管口部までの空間部分を充填する段階をバックパックまたはバックフィルと呼ぶ（図1）．

1. CWCTの長所と短所

CWCTは現在，北米の歯内療法専門医の第一選択になっており，多くの大学院で指導されている．この方法の長所は，適応範囲が広いことがあげられ，ほとんどすべての症例で応用可能である．しかし短所の一つとして，根尖が破壊されてサイズが大きくなっている根完成歯や根未完成歯では充填材が根尖から溢れ出すので，この場合には水酸化カルシウム製剤やMTAセメントによるアペキシフィケーションが薦められる．そ

ダウンパック：作業長から4〜5mmまでを充填する

バックパック：ダウンパック後にアピカルプラグを形成し，その上端部から根管口部まで充填する

図1　ダウンパックとバックパック

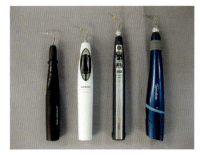

図2　各種ヒートプラガー
左からスーパーエンドアルファ，ゼネシス パック，ダイアペン，システムB コードレス パック

してもう一つの短所として，作業長が23mm以上の長い歯根には適応されない．使用するヒートプラガーの長さには限界があり，そのような場合にはCWCTと側方加圧根管充填法の両方を複合させたハイブリッドテクニックで対応可能である．

CWCTのもう一つの長所は，筆者が根管充填用シーラーの第一選択として使用している酸化亜鉛ユージノール系シーラーのシーラー層そのものの厚みを薄くすることができる[2]ことである．酸化亜鉛ユージノール系シーラーはその厚みが薄ければ薄いほど，封鎖性がよく，緊密に充填ができる[3]．シングルポイント法や側方加圧根管充填法よりも封鎖性が高く[4]，ヒートプラガーが作業長の3mm手前まで届いていれば，根尖から1mmまでのガッタパーチャポイントは軟化されている[5]．

注意すべき点はヒートプラガーによる加熱温度であり，歯根膜や歯肉組織，そして骨組織への影響である．ヒートプラガーの設定温度は200℃ではあるが，これはあくまでも加熱ヒーターの温度であり，ヒートプラガー先端の温度はそれほど上昇しておらず，組織にはほとんどダメージはないと考えて差し支えはない[6, 7]．しかし，加熱は2秒間を間欠的に行うこととし，各種組織への配慮は必要である．

2．準備する機器

CWCTには必要不可欠な器材がある．ダウンパックからアピカルプラグを作製する際に必要なヒートプラガーとNiTi製の細いプラガー，そしてバックパックに必要なガンタイプの充填器である．前者のヒートプラガーにはいくつかの種類があるが，筆者はスーパーエンドアルファを使用している（図2，3）．スーパーエンドアルファのプラガーには＃55/06テーパー，＃55/08テーパー，＃55/10テーパーが標準で用意されており，オプションで＃30/04テーパー，＃35/04テーパー，＃40/04テーパー，＃45/04テーパー，＃60/12テーパーも用意されている．筆者はほとんどの症例を＃55/06テーパーのプラガーのみで充填している．NiTi製の細いプラガーとしてはBLコンデンサーを用いている．BLコンデンサーは両頭でできており，サイズは＃35/＃70，＃40/＃80，＃50/＃100，＃60/＃120の4種類で，数字の小さいほうが

2 根管充填をどのように実践していくのか？

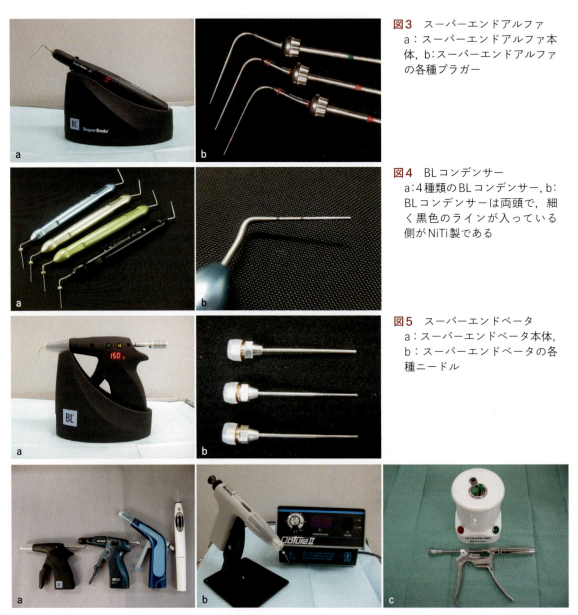

図3　スーパーエンドアルファ
　a：スーパーエンドアルファ本体，b：スーパーエンドアルファの各種プラガー

図4　BLコンデンサー
　a：4種類のBLコンデンサー，b：BLコンデンサーは両頭で，細く黒色のラインが入っている側がNiTi製である

図5　スーパーエンドベータ
　a：スーパーエンドベータ本体，b：スーパーエンドベータの各種ニードル

図6　各種ガンタイプの根管充填器
　a：左からスーパーエンドベータ，ダイアガン，システムB コードレス フィル，ゼネシス フィル．b：オブチュラⅡ．c：ウルトラフィル

NiTi製で，数字の大きいほうがステンレススチール製となっている（図4）．そして，後者のバックパックに用いるガンタイプの充填器にはスーパーエンドベータを使用している（図5）．こちらも類似した機器を各メーカーが取り扱っている（図6）．このスーパーエンドベータには充填用のニードルが3種類あるが，臨床に使用するのは25G（ファイルの大きさでいうとISO規格の#50）のニードルのみである．ガッタパーチャポイントはISO規格の02テーパーや04，06テーパーのもの，または非規格性のアクセサリーポイントのようなものでも良い．

図7 CWCTの手順

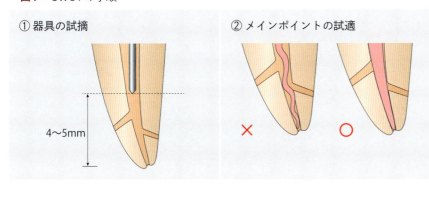

図7-① アルファのプラガーおよびBLコンデンサー，ベータのニードルを試適し，作業長の−4〜−5mmに届くかを確認する

図7-② メインポイントを試適し，作業長に届くかを確認する．メインポイントのテーパー度は形成と同じテーパー度のもの，またはそれよりも小さいものを選択する．タグバックは少し感じるぐらいか，もしくはなくてもよい．メインポイントがカールしている場合は形成面とポイントが合っていないので再形成する

3. 充填手順

根管充填の前には，洗浄が終了し，根管内を十分に乾燥させておく必要がある（86頁参照）．実際の手順は①ヒートプラガーとニードル，コンデンサーの試適，②メインポイントの試適，③シアーオフ，④ダウンパック，⑤メインテインプレッシャー，⑥アピカルプラグの形成，⑦バックパックであり，以下では各項目をもう少し詳しく説明する（図7）．

（1）ヒートプラガーとニードル，コンデンサーの試適

ヒートプラガーの試適では，スーパーエンドアルファのプラガー♯55/06テーパーが作業長の−4mmのところまで届くかを確認する（図7-①）．この時に届かなければ再形成を行い，到達できるようにしておく．BLコンデンサーも作業長の−4mmに届くコンデンサーはどれかを確認する．そして，スーパーエンドベータのニードルでは25Gが同じく作業長の−4mmに抵抗なく挿入できるかを確認する．

（2）メインポイントの試適

メインポイントの試適では形成したテーパーと同じものを選択し，作業長まで達しているかをデンタルX線写真にて確認する（図7-②）．試適後にポイントを引き抜いた際，ポイントの先端部がカールしているようであれば，再形成してテーパーを合わせる．タグバックはほとんどないか，あったとしても少し抵抗が残る感じであれば問題ない．また，ガッタパーチャポイントは5〜6％の濃度のヒポクロで1分間消毒し，その後は70％の消毒用エタノールを含ませた綿花でポイントに付着しているヒポクロの結晶を取り除き，乾燥させてから充填に用いる．

（3）シアーオフ

メインポイントにシーラーを塗布して根管内に充填し，根管口部付近でメインポイントをヒートプラガーにて焼き切る．その後，ポイント上端部をBLコンデンサーのステンレススチール製の部分で根尖方向に加圧する（図7-③）．この操作により，ダウンパック後にヒートプラガーを引き抜く際，ポイント全体が抜けにくくなる．

タグバック
ポイントを試適し，引き抜くときの抵抗感．的に刺さったダーツを引き抜くときの感覚と似ている

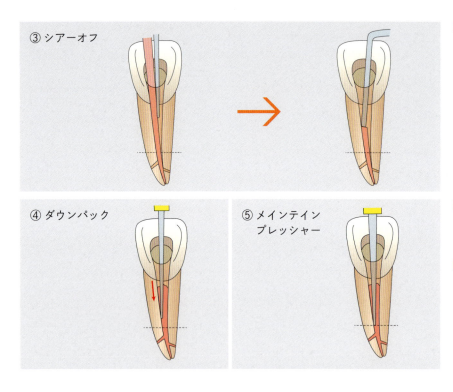

図7-③ メインポイントにシーラーを塗布して挿入し，根管口部でメインポイントをヒートプラガーで焼き切る．その後，BLコンデンサーのステンレススチール製のほうでガッタパーチャポイントを押し込んで圧縮させ，根管内から抜けないようにする

図7-④ 作業長の−4〜−5mmまでヒートプラガーを操作時間2秒ぐらいで間欠的にストッパーのところまで挿入

図7-⑤ ダウンパック終了後，スイッチをオフにし，約10秒間加圧してガッタパーチャポイントの収縮を補正する

（4）ダウンパック

ダウンパックでは，ヒートプラガーのスイッチを2秒間隔で間欠的に押し，作業長−4mmのところまで到達させる（図7-④）．この際の注意点は，長時間スイッチを押し続けることを避け，できるかぎり歯根膜へのダメージを最小限に抑えることである．

（5）メインテインプレッシャー

メインテインプレッシャーとは，ヒートプラガーが作業長の−4mmのところに到達後，ガッタパーチャポイントの収縮を補正するため，ヒートプラガーのスイッチをオフにし，約10秒間そのまま加圧した状態にしておくことである（図7-⑤）．

（6）アピカルプラグの形成

アピカルプラグの形成では，メインテインプレッシャー終了後に再度ヒートプラガーのスイッチをオンにしてプラガーを引き抜き，根尖部に残ったガッタパーチャポイントをBLコンデンサーのNiTi製のほうで加圧変形させる（図7-⑥）．

この時，軟化の度合いが高い段階で早期にBLコンデンサーで押したり，冷却終了後にサイズの小さいBLコンデンサーで押すとアピカルプラグ内に気泡が生じるので注意する．

（7）バックパック

バックパックでは，アピカルプラグの上端にスーパーエンドベータの25Gのニードルが届いているかを確認した後，その上端をニードルの温度で少し軟化させてからスーパーエンドベータの引き金を引くようにする（図7-⑦）．

この時，根管口部まで一気に充填するのではなく，2〜3mmずつ充填するように心がける．

根管系の封鎖 III

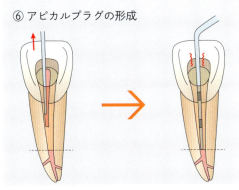

⑥ アピカルプラグの形成

図7-⑥ スイッチをオンにしてプラガーを引き抜き，根管内に残っている4〜5mmのガッタパーチャポイントをBLコンデンサーのNiTi製のほうで押し込み，圧縮させてアピカルプラグを形成する

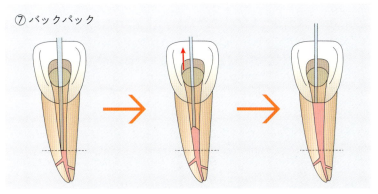

⑦ バックパック

図7-⑦ アピカルプラグの上端にベータ25Gのニードルを届かせた後，数秒間そのままにしてガッタパーチャポイントの表面を少し軟化させた後，ベータの引き金を引いて軟化したガッタパーチャポイントを根管口部まで徐々に充填する．臼歯では根管口部まで，前歯部ではCEJまで充填し，BLコンデンサーのステンレススチール製のほうできっちりと加圧して充填部の上端がシャープになるように成形する

Case 1 アピカルプラグが十分加圧されていない症例

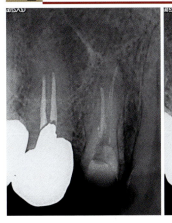
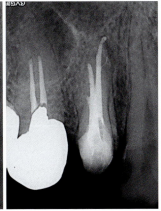

1-1 一度充填したが，アピカルプラグの加圧が不十分で隙間が見える
1-2 再度形成を行い，充填

4．注意点

CWCTの注意点は，①アピカルプラグを緊密に加圧し充填すること，そして②気泡を作らないことである．

前者では，ダウンパックが作業長の−5〜−7mm程度になると，アピカルプラグ形成時に加圧が不十分になるため，充填後のデンタルX線写真では根尖部に隙間が見られるような頼りない根管充填のように見える場合がある（**Case 1**）．できるかぎりダウンパックからアピカルプラグまでが作業長の−4〜−5mmとなるようにする．

後者では，アピカルプラグ形成時にガッタパーチャポイントが冷却した後は小さなプラガーで無理に押さないようにすることが重要である．また，アピカルプラグとバックパックの間にも気泡が生じやすいので（**Case 2**），バックパック時にニードルがアピカルプラグ上端に接している感覚が得られているのか，もしくは視認で確認する（**図8**）．そしてバックパックでは，前述したように積層充填を心がける（**Case 3**）．

2 根管充填をどのように実践していくのか？

Case 2 アピカルプラグとバックパックの間に気泡が生じた症例

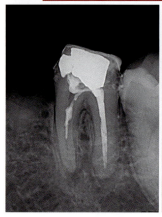
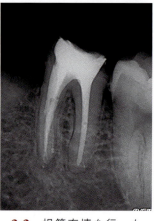
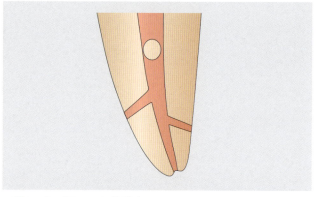

2-1 術前では根尖病変と根管充填の不備が認められる

2-2 根管充填を行ったが，近心根と遠心根に気泡が見られる

図8 CWCTでの気泡発生
一気にバックパックせず，徐々に充填するほうが気泡が生じにくい．また，アピカルプラグとバックパックとの間に気泡が生じることがあるが，これはベータのニードルがアピカルプラグの上端に届いていないからである

Case 3 イニシャルトリートメントでCWCTを用いた症例

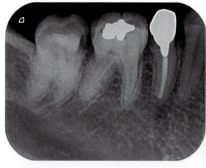
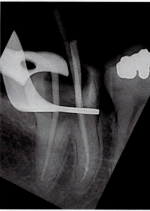
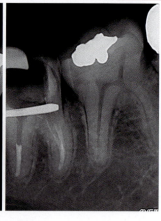

3-1 術前．本症例は19頁と65頁で提示した不可逆性歯髄炎（診断と根管形成についてはそちらを参照）

3-2 メインポイントの試適

3-3 アピカルプラグ形成後

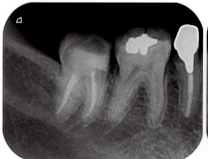
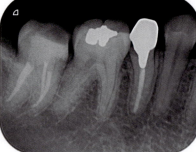

3-4 術後の正放線撮影

3-5 術後の偏遠心撮影

動画で確認 CWCT

以下のサイト
（http://www.ishiyaku.co.jp/ebooks/461280/）
にて動画をご覧いただけます

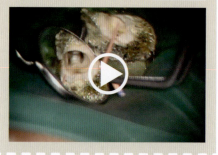

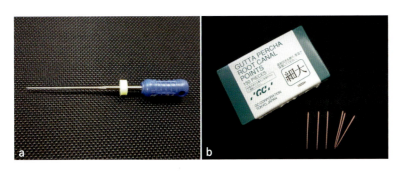

図9 フィンガースプレッダーとアクセサリーポイント
a：NiTi製フィンガースプレッダー#30
b：アクセサリーポイント

側方加圧根管充填法

　側方加圧根管充填法は，世界的にも多くの臨床家が行っている方法であり，大学の学生教育でも主流である．そして，多くの臨床研究でもゴールドスタンダードとして広く活用されている．また，特殊な器材も必要なく，臨床経験があまりなくても手軽に行える根管充填法である．

1．側方加圧根管充填法の長所と短所

　この方法の長所は，学生時代に習得しているのでなじみやすく，特殊な機器を揃える必要のない安価なところである．しかし，充填の精度を上げるのはたいへん難しく，テーパーも07テーパー程度なければ加圧できない点が短所の一つにあげられる[8]．また，スプレッダーが作業長の−2mmまで到達していないと，加圧も不十分になる点，加圧そのものによるクラックや破折発生の可能性も短所となる[9]．

2．準備する機器

　準備する機器は，スプレッダーとメインポイント，そしてアクセサリーポイントとなる．スプレッダーはクラックや破折防止のためにもフィンガースプレッダーのほうがお薦めである．また，ステンレススチール製よりもNiTi製のものをお薦めする．メインポイントはISO規格の02テーパーのポイントとなる．アクセサリーポイントは使用するフィンガースプレッダーよりも細いものを選択する（図9）．

3．充填手順

　実際の手順は以下のとおりである（図10）．
① メインポイントの試適（少しタグバックがあるのが望ましい）
② フィンガースプレッダーが作業長の−2mmに届くかを確認
③ シーラーを塗布したメインポイントを根管内に挿入
④ 作業長の−2mmまでフィンガースプレッダーをウォッチワインディングモーションで挿入していく
⑤ アクセサリーポイントをフィンガースプレッダーの到達ポイントまで挿入

2 根管充填をどのように実践していくのか？

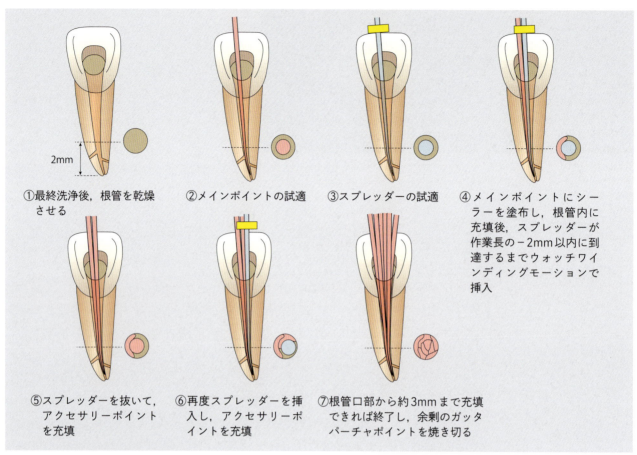

図10　側方加圧根管充填法の手順

⑥ 再度フィンガースプレッダーをウォッチワインディングモーションで抵抗のあるところまで挿入

⑦ アクセサリーポイントを先ほど挿入したところまで充填する

⑧ この操作を繰り返し数回行い，根管または根管口部から約3mmまでアクセサリーポイントが入らなくなった時点で終了し，その後はプラガーにて余剰のポイントを焼き切る

4. 注意点

　湾曲根管では，フィンガースプレッダーを湾曲の内側に挿入し，ファイル操作と同様にウォッチワインディングモーションで作業長の−2mmのところまで進める．直線根管では，2mm以上の作業長近くまで挿入できることもあるが，その場合にも最初に挿入したところまでアクセサリーポイントを充填するように注意する（**Case 4**）．また決してハンドルタイプのスプレッダーで無理に押し込んだり，回転させてはならない．スプレッダーはそもそも，付与されているテーパーの角度が根尖方向に進む力により側方に押し広げられながら加圧していく器具である．ステンレススチール製でテーパー度の強いハンドルタイプのスプレッダーは，クラックや破折を助長する可能性があることから，使用しないほうが良いと考えられる．

Case 4 側方加圧根管充填法を用いた症例

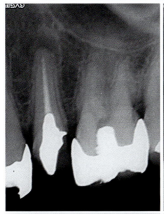
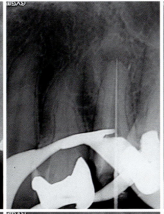
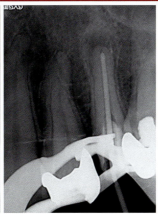
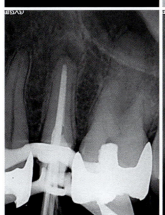
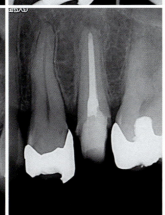

4-1 患歯は⎿5 で，根尖病変が認められる
4-2 穿通確認のデンタルX線写真
4-3 メインポイントの試適
4-4 側方加圧根管充填終了後，確認のためにデンタルX線撮影
4-5 オーバーフィリングすることなく緊密に充填されている

動画で確認　側方加圧根管充填

以下のサイト
(http://www.ishiyaku.co.jp/ebooks/461280/)
にて動画をご覧いただけます

テーパー度コーンテクニック

　垂直加圧根管充填法のCWCTと側方加圧根管充填法の中間的な存在の充填方法で，側方加圧根管充填法と同等もしくはそれ以上の封鎖性がある[10]．機械的根管拡大・形成後のテーパーと同じテーパー度のメインポイントを用いてシングルポイント法にて充填するテクニックである．特に高価な器材を必要としないので，臨床に導入しやすい．

1．テーパー度コーンテクニックの長所と短所

　この充填方法の長所として，まず簡単であるということがあげられる．形成したテーパーと同様のテーパー度のメインポイントにシーラーを塗布して充填するだけなので，誰でも簡単にすぐに実行できる．そして，充填を行うのに特殊な器材は特にない．
　短所は楕円形根管や扁平根管は苦手であり，側方加圧根管充填の要領で，加圧を追加する必要がある．その場合には超音波用コンデンサーを用いると充填が行いやすい（**図11**）．また，シーラーにかなり依存するため，封鎖性にはまだまだ疑問点も多いことが短所でもある．

2 根管充填をどのように実践していくのか？

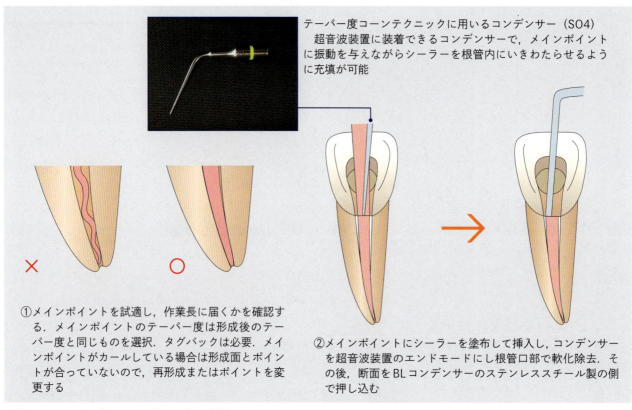

図11 テーパー度コーンテクニックの手順

2．準備する機器

形成後と同じテーパー度のメインポイントと，楕円形根管の場合にはフィンガースプレッダーとアクセサリーポイント，そして超音波のコンデンサーがあれば便利である．

3．充填手順

実際の手順は以下のとおりである（**図11**）．
① メインポイントの試適（タグバックは必要）
② メインポイントの長軸方向にシーラーを塗布し，根管内に充填
③ 根管口部でポイントを焼き切る

扁平根管の場合には，フィンガースプレッダーで抵抗のあるところまで側方加圧を行い，アクセサリーポイントを数本充填する．この時，超音波装置に付けたコンデンサーを用いると，シーラーが扁平根管の隙間に振動で充填される．充填後は根管口部で余剰のガッタパーチャポイントを焼き切るか，もしくはコンデンサーで切り取る．

4．注意点

特に扁平根管では充填後に気泡が生じやすいので，シーラーの量を少し多めに使用したほうが緊密な充填となる．バイオセラミック系のシーラーがお薦めではあるが，少し高価なので，その場合にはエポキシレジン系のシーラーが良いかもしれない（**Case 5**）．

Case 5 テーパー度コーンテクニックを用いた症例

根管系の封鎖

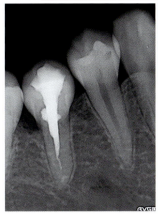
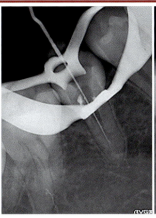
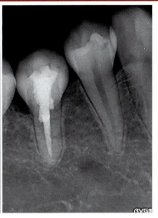

5-1 術前では根管充填が不十分で，歯頸部にパーフォレーションも認められた

5-2 パーフォレーション部をMTAセメントにて修復後，作業長を測定

5-3 術後．楕円形根管であったため，スペースにはアクセサリーポイントを用いて充填

動画で確認
テーパー度コーンテクニック

以下のサイト
（http://www.ishiyaku.co.jp/ebooks/461280/）
にて動画をご覧いただけます

まとめ

　学生時代から側方加圧根管充填法に慣れ親しんでいる方が多いと思われるが，臨床上での守備範囲はあまり広いとは言い難い．この方法の苦手な部分をそれ以外の方法で補うように考えるべきである．本稿で紹介した方法以外にも多くの術がある．術者自身が試して本当に良いと感じるものであれば，無菌的環境で治療を実践しているかぎり問題はない．しかし，根管充填用のシーラーの使用は必須であると考える．

文　献

1) Buchanan LS. The continuous wave of obturation technique: 'centered' condensation of warm gutta percha in 12 seconds. *Dent Today.* 1996; **15**(1): 60-62, 64-67.
2) de Deus GA, Martins F, Lima AC, Gurgel-Filho ED, Maniglia CF, Coutinho-Filho T. Analysis of the film thickness of a root canal sealer following three obturation techniques. *Pesqui Odontol Bras.* 2003; **17**(2): 119-125.
3) Kontakiotis EG, Wu MK, Wesselink PR. Effect of sealer thickness on long-term sealing ability: a 2-year follow-up study. *Int Endod J.* 1997; **30**(5): 307-312.
4) Pommel L, Camps J. *In vitro* apical leakage of system B compared with other filling techniques. *J Endod.* 2001; **27**(7): 449-451.
5) Alicia Karr N, Baumgartner JC, Marshall JG. A comparison of gutta-percha and Resilon in the obturation of lateral grooves and depressions. *J Endod.* 2007; **33**(6): 749-752.
6) Lee FS, Van Cura JE, BeGole E. A comparison of root surface temperatures using different obturation heat sources. *J Endod.* 1998; **24**(9): 617-620.
7) Silver GK, Love RM, Purton DG. Comparison of two vertical condensation obturation techniques: Touch 'n Heat modified and System B. *Int Endod J.* 1999; **32**(4): 287-295.
8) 勝海一郎．根管充填を再考する．日歯保存誌．2008；**51**(6)：587-592.
9) Allison DA, Weber CR, Walton RE. The influence of the method of canal preparation on the quality of apical and coronal obturation. *J Endod.* 1979; **5**(10): 298-304.
10) Gordon MP, Love RM, Chandler NP. An evaluation of .06 tapered gutta-percha cones for filling of .06 taper prepared curved root canals. *Int Endod J.* 2005; **38**(2): 87-96.

Ⅲ-3 根管充填後の最適な修復処置とは？

根管治療の予後に影響する修復処置

　抜髄などのイニシャルトリートメントにおいても，根管充填後に修復処置を行う場合が多いとは思われるが，「根管治療歯はそもそも脆くなっているので，全部鋳造冠で修復しなければならない」と信じ込んでいる歯科医師もいるはずである．しかし，すべての症例で補綴処置に移行するわけではない．充填処置で終了が可能な場合もあり，その見極めが重要である．また，根管治療歯の感覚的変化も理解し，修復処置の参考にしなければならない．そして，歯内療法の範囲は根管充填までと思い込んでいる臨床家も多いが，実は支台築造までがその範囲に含まれる．

根管治療歯は脆いのか？

　筆者が若い頃，"根管治療歯は歯髄がないので，歯の水分がなくなり，枯れ葉のように脆い"と言われていた．当時はこの言葉を疑うこともなく信じており，多くの患者にそのように説明し，いずれは抜歯になるであろうと宣告していたのを記憶している．特に再根管治療歯の場合にはこのようなことが多く，イニシャルトリートメントでもカリエスが大きく永続性がないと感じた時には，このように患者を誘導していた．今から思えばたいへん恥ずかしいことである．

　根管治療終了後の歯は本当に脆いのであろうか．たとえば抜髄することによって，歯の水分量の9割以上が喪失するのであれば，おそらく脆くなっていると考えられるが，実際にはどれくらいの水分がなくなるのであろうか．Papaら[1]は生活歯から根管治療歯となった場合の水分量の低下は2％以下であったとし，またHelferら[2]は9％の低下を示したと報告している．すなわち，われわれが思っているほど水分量の喪失はないことがわかる．そして，Sedgleyら[3]は根管治療歯の力学的変化について，抜歯をされた歯と反対側同名歯である生活歯を対象に調べたところ，硬度試験では根管治療歯のほうが数値的には劣っていたが，すべてのテストで両者間に有意差はなかったと述べている（図1）．これらのことから，根管治療を行っても水分量の低下で歯が脆くなったり，歯の強度が低下するといったことはなく，安全に治療を行うことができる．しかし，注意

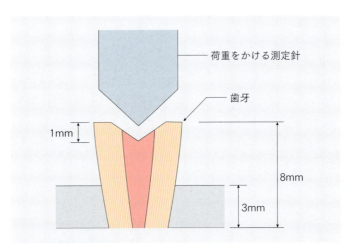

図1 根管治療歯と生活歯に力学的負荷をかけて生体力学的特性を調べた実験

しなければならない点は，治療行為による残存歯質の喪失である．過剰切削による歯質の喪失は垂直性歯根破折に関連するため十分配慮し，根管治療が可能な範囲で最小限の歯質削除を心がける．

根管治療歯の感覚の変化

1. 根管治療開始後

（1）疼痛

根管治療開始後は，処置後の炎症により疼痛が発生する可能性がある．たとえば，作業長のミスリードによる根尖孔を超えた器具操作や薬剤による炎症が原因で，打診痛が強く出る場合がある．これがフレアーアップである．また，このようなエラーがなくても疼痛が発生することがある．特に術後48〜72時間に起きやすいので，あらかじめ患者には伝えておくべきである．つまり，術後は閾値の低下が予想される．

（2）響く感覚

これまで咬んでも問題なかった食事でも，術後にはかなり響く感じが出現することがある．歯は天蓋がなくなり，歯質の厚みが薄くなると，やはり響きやすくなる．もちろん術前の状態や個体差にもよるが，少なくとも術後しばらくはそのような症状を呈する場合がある．特に響く感覚は患者にとってかなり煩わしいようで，長引くと信頼関係に溝が生じることもあるので注意する．できるかぎり術前に，術後の起こり得る症状を説明し，承諾を得てから抜髄処置を開始することをお勧めする．その際，響く感覚のことをギターに例えて説明すると理解が得られやすい．アコースティックギターは本体の中身がなく空間になっているために共鳴し，この空間部が少なければあまり響かない．しかし，この点をあまりにも強調すると「削除過多で響いているのか」と足元をすくわれるので注意していただきたい．

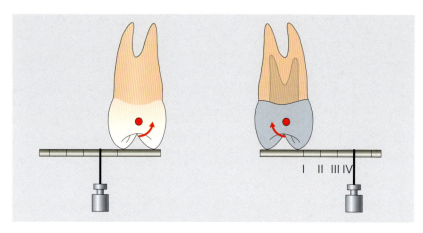

図2　根管治療歯と生活歯に重りを付けて感覚受容器の閾値の変化を調べた実験

2．根管充填後

　根管充填直後はあまり起こりえないことであるが，術後数年が経過してくると感覚閾値が反対に上昇し，咬んでいるのかわかりにくいという現象が起こる可能性がある．つまり，咬み応えがないので，より一層咬んでしまう危険性がある．Randow & Glantz[4]は，根管治療歯と生活歯では咬んだ時の感覚にどれくらいの差があるのかを歯に重りを付けて検証したところ，根管治療歯は生活歯に比べて2倍以上の力を加えると初めて咬んでいる感覚が得られたと報告している（図2）．それゆえに，根管治療歯は生活歯に比べて強い力が加わる可能性があり，継時的な変化として垂直性歯根破折を引き起こす可能性が考えられる．特にブラキシズムを有している患者には注意し，長期のモニタリングが必要であり，歯が破折しないように処置を考えなければならない．

根管治療終了後に修復処置は必要なのか？

　再根管治療の症例では多くの場合に修復処置を行うが，イニシャルトリートメントの場合はどうであろうか．たとえば，前歯部で多くの歯質が残存している症例では感覚的に充填処置でも問題なく，カリエスで大きく歯冠崩壊している場合には補綴処置が必要と考える歯科医師が多いはずである．根管治療の予後に修復処置が影響するのかと聞かれれば，答えはYesである．歯冠側からの漏洩（以下，コロナルリーケージ）を考えると，できるかぎり早期の段階で封鎖する必要がある．

　では，歯冠修復処置と根管充填のどちらが重要であろうか．Ray & Trope[5]はX線写真のみの比較では歯冠修復処置のほうが根管治療後の予後に影響を与えると報告しているが，Tronstadら[6]は反対に根管充填の質のほうが重要であると報告している．しかしながら，これら両者の研究の共通点は，やはり質の高い根管充填と質の高い歯冠修復処置の双方が伴わないと歯牙保存の観点からは成功に導くことができないということである．そして，緊密に根管充填されてもコロナルリーケージを防ぐことはできないため[7, 8]，修復処置は充填の場合も含めてたいへん重要である．Salehrabiら[9]は，イニシャルトリートメントを行った1,462,936歯の8年後の歯牙生存率は97％で，抜歯に

至った歯の85％はクラウンの装着がなかったと述べている．また Aquilino ら[10]は，根管充填後に歯冠修復がなされていない歯は歯冠修復されている歯に比べて，歯の喪失率が6倍高かったと報告している．特に臼歯部では，これらの差が顕著に現れている[11]．

臼歯で問題になる点は辺縁隆線部の歯質の喪失である．この部位の喪失は歯の剛性を低下させるだけではなく[12]，根管治療後に垂直性歯牙破折を招く可能性が高くなるため，予防的にこの部位を含めた修復処置が必要となる．では前歯ではどうであろうか．Trope ら[13]は，上顎中切歯と犬歯を用いて根管充填後の歯の破折抵抗を調べたところ，冠部歯質が十分残っている場合には充填処置で終了しても問題はないとの見解を示している．しかし，臼歯に関しては咬頭被覆タイプの歯冠修復が推奨される．また，小臼歯については，根管治療後に咬頭が保存されて4壁または3壁の歯質が残存している場合にはコンポジットレジン充填を推奨するガイドラインもあるが[14]，筆者は咬合面だけでも被覆するタイプの修復処置のほうが良いと考えている．

ポストの必要性と最適なポストとは？

1. ポストは必要なのか？

前歯部では残存歯質が十分に残っていれば充填処置で終了しても構わないが，残存歯質量が少ない場合には歯冠修復処置を行う．その際，修復物維持のためにポストは必要である．臼歯に関しても歯冠部崩壊が著しい場合には修復物の維持のためにポストは必要である．ただし，ポストそのものが歯の破折抵抗に影響し歯質の強度を上げることはなく[15]，また生存率や成功率に影響を及ぼすかは不明である[16]．したがって，ポストスペースを確保するためと言って，決して歯冠側根管1/3を過剰切削するのは慎むべきである．また，近年では接着技術が向上し，それに伴い短期的にはポストの装着により歯質を強化する可能性も報告されてはいるが[17]，長期予後が示されていないため，この考え方はもう少し静観するほうが良いのかもしれない．

2. どのようなポストが最適か？

歯冠部歯質が残存しており，支台歯形成をしてもクラウン維持のためのフェルールが残っている場合にはコンポジットレジンによる築造でも良いと考えられるが，フェルールがない場合には金属製ポストコアが良いと考えられる（図3）．直接法のコア用レジンで支台築造を行う時には，ガッタパーチャポイントの除去にドリルを用いるのではなくヒートプラガーで焼き切るほうがシーラーに与えるダメージは少ない．間接法でポストコアの印象を行う場合には，アンダーカットがないようにポスト形成を行うが，過剰テーパー切削にならないように注意する．ポストの長さは修復予定の歯冠部と同じくらいの長さが必要であるが[11]，その場合，症例によってはガッタパーチャポイントを根尖から4〜5mm残すこと[18,19]ができないこともある．そのような症例では妥協的に3mmぐらいに変更し，仮にも外科的歯内療法が必要になれば根尖の切除後にドーム形成を行い，表面処理の必要がないレジンで充填するように計画する．

3 根管充填後の最適な修復処置とは？

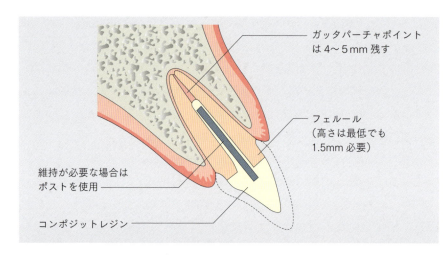

図3 歯冠部歯質が比較的残っている場合で，フェルールが取れる症例ではコンポジットレジンでの築造が可能である

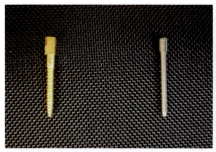 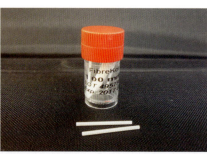

図4 金属製のねじきりタイプと接着用タイプのポスト
図5 筆者が使用しているファイバーポスト（ファイバーコアポスト，ペントロンジャパン）

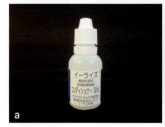 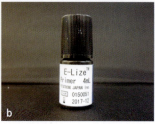 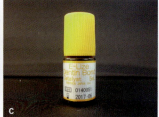 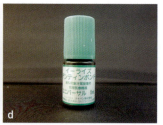

図6 3ステップシステム（イーライズ，ペントロンジャパン）
a：象牙質歯面処理材，b：プライマー，c, d：ボンディング材

　直接法のレジンコアでは，使用するポストの素材と形態をどのようにすれば良いのだろうか．素材に関しては金属製既製ポスト（図4）かファイバーポスト（図5）に分けられ，前者にはステンレススチール，ニッケルクロム，チタン合金がある．チタン合金は柔軟性があるため除去時に削りにくく，また超音波チップでポストを除去すると発熱が一点に集中して火傷を引き起こす可能性があるので，あまり選択しないほうが良いと考えられる．金属製ポストでねじきりタイプのものは，タップを切って根管内に使用するのではなく，維持のポストとして使用するほうが良い．そうすれば歯に応力がかからず，破折やクラックの危険を回避できる．ファイバーポストを接着させる場合には3ステップのシステム（象牙質の表面処理材，プライマー，ボンディング材の3つで構成されるもの）が良いと考えている（図6）.

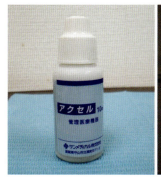
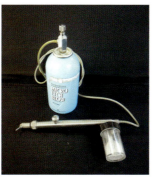

図7 ヒポクロの還元剤のアクセル（サンメディカル）
図8 技工用サンドブラスター

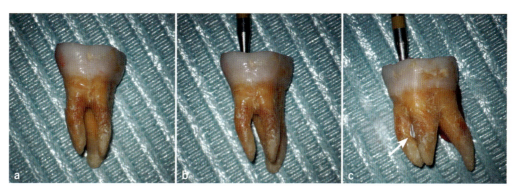

図9 ポスト形成時の注意点
　a：上顎大臼歯の頬側面観
　b：ポストドリルで根尖に向かって形成
　c：根中央部でドリルが穿孔している

　ポストの形態に関してはパラレルタイプかテーパータイプであるが，間接法ではほとんどがパラレルタイプなので，そちらを選択することになる．また楕円形根管の場合にはファイバーポストを中心に設置するのではなく，頬舌的に配置して咬合力が伝わるようにする．

3．ポスト形成のタイミングは？

　間接法でポスト形成を予定している場合には，根管充填時にポストスペース分をあらかじめバックパックしないか，もしくは少しにしておきスペースを確保しておく．その時には水酸化カルシウム製剤をガッタパーチャポイント断端部の上に置き，水硬性セメントで仮封する．直接法では，根管充填後に日を改めて支台築造を行うのであれば通常の根管充填と同じように対処する．根管充填後直ちに支台築造を行う場合は，あらかじめポストスペースを確保するためにバックパックはほとんど行わない．ここで問題になるのがレジンの重合阻害に関する事項である．根管洗浄で使用したヒポクロに関しては，ビタミンC（アスコルビン酸）やアクセル（図7）といった還元剤を使用する．根管充填時に使用した酸化亜鉛ユージノール系シーラーは，シーラーが硬化する前でも除去が可能であり，アルコールと根管ブラシまたは超音波チップで除去する．また，小型サンドブラスターのマイクロエッチャー（図8）による除去も有効である．なお，ポストドリルでポスト形成を行う場合，湾曲根管では内側に凹みがあるので，その部分を穿孔しないように注意する（図9）．特に大臼歯の近心根は陥凹が著しいので，そのような配慮を怠らないようにする．

3 根管充填後の最適な修復処置とは?

Case 1 直接法による支台築造

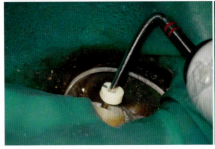
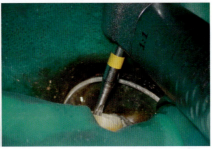

1-1 ガッタパーチャポイントは根管充填用のヒートプラガーで除去
1-2 スペースが不足している場合にはポストドリルで形成するが,過剰切削には注意する

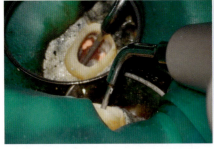
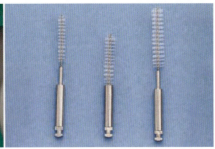

1-3 根管内にEDTAを貯留させ,超音波チップでシーラーなどを除去
1-4 根管ブラシ(ペントロンジャパン)での清掃も効果的である

直接法での臨床手順とその注意点

　直接法で支台築造する場合も,ラバーダム防湿を行って処置するように心がける.「根管充填しているので,支台築造時にはラバーダム防湿なしでもかまわない」と高を括っていると失敗するので,最後まで決して気を抜かない.ラバーダム防湿を行って支台築造した場合とそうでない場合では,成功率に有意差が出るとの報告もあるのでお忘れないようにしていただきたい[20].

　実際のレジンコアの臨床手順は以下のとおりである(**Case 1**).

1. ガッタパーチャポイントの除去

　ヒートプラガーなどを用いて加熱により,ガッタパーチャポイントの除去を行う.少なくとも4〜5mmのガッタパーチャポイントを残すようにする(**1-1**).

2. ポストスペースの形成と清掃

　ガッタパーチャポイントを除去しても,スペースが不十分な場合のみポストドリルで形成を行う(**1-2**).根管内をEDTAと超音波チップで洗浄して細かなシーラーやガッタパーチャポイントの残骸を除去し,根管ブラシで内壁を清掃する(**1-3, 1-4**).

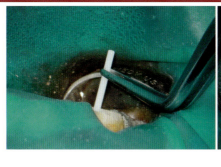 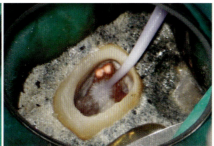

1-5 ファイバーポストの試適
1-6 EDTAで1分間の歯面処理

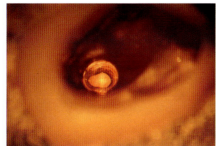 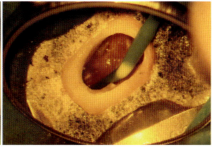

1-7 プライマーを根管内に塗布
1-8 ボンディング材を根管内壁にゴシゴシ擦るように塗布

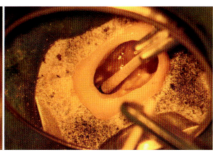 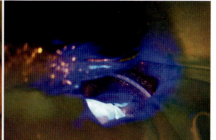

1-9, 1-10 ボンディング材の液溜まりがあると，その層が厚くなり，接着効果が下がるので，ペーパーポイントで余剰分を吸収させる
1-11 光照射

3．根管内の歯面処理

　ポストスペースより小さな外径のファイバーポストを選択する（1-5）．そして根管内の歯面処理を行うが，まずEDTAで歯面処理を1分間行い，その後に水洗し乾燥させ，プライマーを塗布してエアフローを行う（1-6，1-7）．そして，根管内壁にマイクロブラシを用いてボンディング材をゴシゴシ擦りつけ，再度エアフローを行った後に光照射する（1-8，1-11）．ボンディング材が根管内に液溜まりのようになっている場合は，ペーパーポイントで余剰分を除去する（1-9，1-10）．

3 根管充填後の最適な修復処置とは？

Case 1（続き）

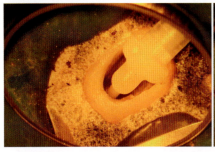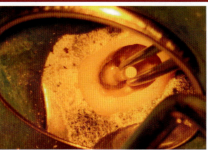

1-12, 1-13 ガッタパーチャポイントの上端に少しレジンを流し込み，その後にファイバーポストを挿入し，光照射

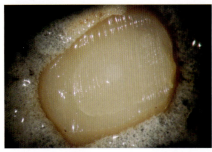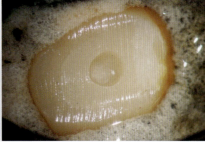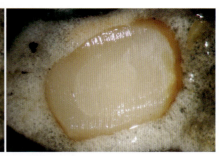

1-14 咬合面にファイバーポストの切断面が見られる

1-15 少し削り取る

1-16 再度レジンを充填

4．ポストの接着

　デュアルキュアタイプのコンポジットレジンを填入した後，先ほど選択したファイバーポストを気泡が入らないようにゆっくりと填入し，光照射する（1-12, 1-13）．引き続き歯冠部まで築造を完了させる．

5．露出したファイバーポストの削除

　咬合面にファイバーポストの断端が露出している場合には，同部を削除し再度コンポジットレジンを充填する（1-14 ～ 1-16）．ファイバーポストの切断面が露出していると，その部分から吸水して加水分解が生じる可能性があるので，このような配慮が必要である．

まとめ

　根管充填が終了しても気を抜くことなく，引き続き感染をさせないような配慮を行い，精度の高い歯冠修復を行うように心がける．

文　献

1) Papa J, Cain C, Messer HH. Moisture content of vital vs endodontically treated teeth. *Endod Dent Traumatol.* 1994; **10**(2): 91-93.
2) Helfer AR, Melnick S, Schilder H. Determination of the moisture content of vital and pulpless teeth. *Oral Surg Oral Med Oral Pathol.* 1972; **34**(4): 661-670.
3) Sedgley CM, Messer HH. Are endodontically treated teeth more brittle？ *J Endod.* 1992; **18**(7): 332-335.

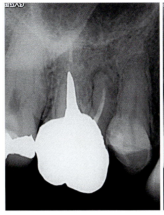 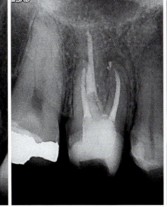 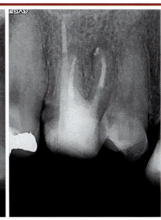

1-17 術前のデンタルX線写真　　**1-18** 根管充填後　　**1-19** 口蓋根にファイバーポストを挿入し，光重合後

4) Randow K, Glantz PO. On cantilever loading of vital and non-vital teeth. An experimental clinical study. *Acta Odontol Scand.* 1986; **44**(5): 271-277.

5) Ray HA, Trope M. Periapical status of endodontically treated teeth in relation to the technical quality of the root filling and the coronal restoration. *Int Endod J.* 1995; **28**(1): 12-18.

6) Tronstad L, Asbjørnsen K, Døving L, Pedersen I, Eriksen HM. Influence of coronal restorations on the periapical health of endodontically treated teeth. *Endod Dent Traumatol.* 2000; **16**(5): 218-221.

7) Magura ME, Kafrawy AH, Brown CE Jr, Newton CW. Human saliva coronal microleakage in obturated root canals: an *in vitro* study. *J Endod.* 1991; **17**(7): 324-331.

8) Khayat A, Lee SJ, Torabinejad M. Human saliva penetration of coronally unsealed obturated root canals. *J Endod.* 1993; **19**(9): 458-461.

9) Salehrabi R, Rotstein I. Endodontic treatment outcomes in a large patient population in the USA: an epidemiological study. *J Endod.* 2004; **30**(12): 846-850.

10) Aquilino SA, Caplan DJ. Relationship between crown placement and the survival of endodontically treated teeth. *J Prosthet Dent.* 2002; **87**(3): 256-263.

11) Sorensen JA, Martinoff JT. Intracoronal reinforcement and coronal coverage: a study of endodontically treated teeth. *J Prosthet Dent.* 1984; **51**(6): 780-784.

12) Reeh ES, Messer HH, Douglas WH. Reduction in tooth stiffness as a result of endodontic and restorative procedures. *J Endod.* 1989; **15**(11): 512-516.

13) Trope M, Maltz DO, Tronstad L. Resistance to fracture of restored endodontically treated teeth. *Endod Dent Traumatol.* 1985; **1**(3): 108-111.

14) 日本歯科保存学会 編．う蝕治療ガイドライン 第2版．永末書店，2015；99-102．

15) Guzy GE, Nicholls JI. *In vitro* comparison of intact endodontically treated teeth with and without endo-post reinforcement. *J Prosthet Dent.* 1979; **42**(1): 39-44.

16) Willershausen B, Tekyatan H, Krummenauer F, Briseño Marroquin B. Survival rate of endodontically treated teeth in relation to conservative vs post insertion techniques ─ a retrospective study. *Eur J Med Res.* 2005; **10**(5): 204-208.

17) D'Arcangelo C, De Angelis F, Vadini M, Zazzeroni S, Ciampoli C, D'Amario M. *In vitro* fracture resistance and deflection of pulpless teeth restored with fiber posts and prepared for veneers. *J Endod.* 2008; **34**(7): 838-841.

18) Kvist T, Rydin E, Reit C. The relative frequency of periapical lesions in teeth with root canal-retained posts. *J Endod.* 1989; **15**(12): 578-580.

19) Saunders EM, Saunders WP, Rashid MY. The effect of post space preparation on the apical seal of root fillings using chemically adhesive materials. *Int Endod J.* 1991; **24**(2): 51-57.

20) Goldfein J, Speirs C, Finkelman M, Amato R. Rubber dam use during post placement influences the success of root canal-treated teeth. *J Endod.* 2013; **39**(12): 1481-1484.

Initial Treatmentの疑問に答える

　本稿は，筆者がイニシャルトリートメントについてよく受ける質問事項をQ&A形式で簡潔にまとめたものである．Chapter I～IIIで詳しい解説がある場合は頁数を付記しておいたので，参照してもらえると幸いである．

Q1 EPTや冷温診はどの位置で検査すればよいのでしょうか．また，年齢によって差があるのでしょうか？

A 前歯では切縁1/3，そして大臼歯では近心頬側面または頬側咬頭付近に刺激を与える．年齢が若い場合は，EPTよりも冷温診（Cold Test）のほうが信頼度は高い．

➡ 16頁参照

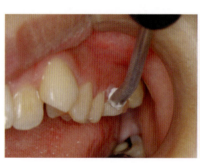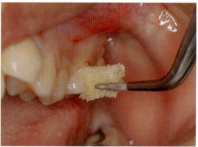

左：EPT
右：冷温診

文献
1) Udoye CI, et al. *J Oral Sci*. 2010; **52**(2): 287-292.
2) Lin J, et al. *J Endod*. 2007; **33**: 1296-1298.
3) Fuss Z, et al. *J Endod*. 1986; **12**: 301-305.

Q2 X線写真で根尖病変や骨吸収が認められ，温度診でも反応がないにもかかわらず，EPTで反応することがあるのですが，なぜなのでしょうか？

A 歯髄壊死に至っても，浸出液など根管内の液状成分が電流を伝導し，根尖付近の神経線維を刺激することがあるためである．

文献
1) Närhi M, et al. *Scand J Dent Res*. 1979; **87**(1): 32-38.

Initial Treatment の疑問に答える

Q3 X線写真では根管が薄っすら見えているのですが，アクセスしても根管口が見つからない場合，どのように対処すればよいでしょうか？

A 基本的に根管は根の中心部に存在するので，ランドマークを参考に根管口の探索を行う．探索方法は，特に大臼歯の場合には超音波チップで象牙質を削除する．

▶ 47, 56 頁参照

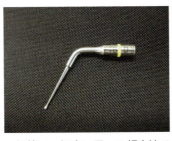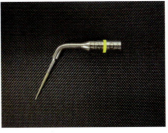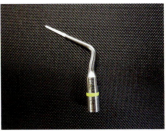

根管口の探索に用いる超音波チップ
左：ET-BD チップ，**中央**：ET20D チップ，**右**：CAP3 チップ

文　献 1) Deutsch AS, et al. *J Endod.* 2004; **30**(6): 388-390.

Q4 ネゴシエーションでファイルが進まない場合，どのように対処すればよいでしょうか？

A 根管内に EDTA を入れ，C プラスファイルを用いてウォッチワインディングモーションで器具操作を行う．無理であればできるところまで形成し，緊密に充填する．上顎第一大臼歯では，特に MB2 が穿通しない場合が多い．

▶ 72 頁参照

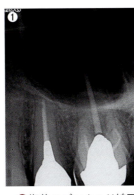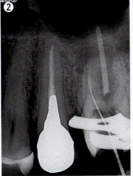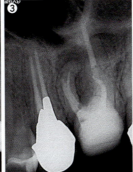

❶術前のデンタルX線写真では，近心根に強い湾曲があり，根管充填が不十分である
❷MB1 はある程度まで形成できたが，穿通はしなかった
❸MB2 もやはり穿通しないため，できるところまで形成して充填を行った

文　献 1) Akerblom A, et al. *J Endod.* 1988; **14**(11): 565-567.
　　　　 2) Vertucci FJ. *Endodontic Topics.* 2005; **10**: 3-29.

Q5 イニシャルトリートメント時の根管長測定がうまく測定できません．どのようにすればよいのでしょうか？

A 解剖学的根尖孔を破壊しないように，穿通では#15よりも大きなサイズは使用しない．出血が多い場合は，根管長測定器が正常に作動しないこともあるので，その時はX線写真で解剖学的根尖から確実に1mm以上短いところを暫定的な作業長とする．

文献 1) Gordon MP, et al. *Int Endod J*. 2004; **37**(7): 425-437.

Q6 NiTiファイルで根管形成すると，根尖部にクラックが起こるのでしょうか？

A 適切な根管形成であれば，それのみでクラックは起こらない．大きなテーパーのNiTiファイルの使用もその一因であるが，TMDや術前の外傷の有無，患者年齢等の複合因子で起こる．また，多くの研究は抜去歯牙を用いているので乾燥状態であること，クラック切片の方法にも注意が必要である．

文献 1) De-Deus G, et al. *Int Endod J*. 2016; **49**: 216-219.

Q7 抜髄後の長引く打診痛はなぜ起こるのでしょうか．その場合の対処法は？

A 抜髄により神経終末部を切断するので，外傷性神経腫と側芽（軸索発芽）を引き起こす可能性がある．完全な場合にはこのようなことは起こらないが，不完全な場合は神経障害性疼痛としての打診痛が発生する．残髄と勘違いして根尖を何度も刺激しないことが重要である．またこの場合，原因が炎症などによる侵害受容性疼痛ではないことから非ステロイド性抗炎症薬は奏功せず，プレガバリン（リリカ®）を処方する．しかし，一般歯科医がこれらの薬剤を処方するのはリスクがあるため，できれば顎顔面疼痛の専門医に紹介することをお勧めする．

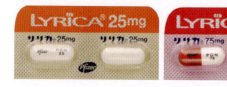

神経障害性疼痛の治療薬であるプレガバリン

文献 1) Toia F, et al. *J Plast Reconstr Aesthet Surg*. 2015; **68**: 1447-1463.

Q8 根尖部を破壊した場合の対処法は？

A
作業長を短くするか，カスタムコーンテクニックまたはアピカルプラグ（水酸化カルシウム製剤か MTA セメントを使用）で対応する．

▶ 109 頁参照

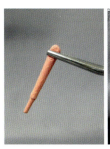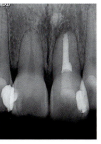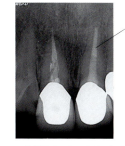

　　カスタムコーンテクニック　　　　　　　　MTA セメントによるアピカルプラグ

文献　1) Gutmann JL, Lovdahl PE. Problem solving in endodontics; prevention, Identification and management. 5th ed. Mosby, 2010.

Q9 次亜塩素酸ナトリウム溶液（NaOCl）と過酸化水素水（H_2O_2）の交互洗浄の効果はないのでしょうか？

A
NaOCl の抗菌作用や組織溶解作用が減弱され，効果は期待できない．また，発生する酸素により気腫の危険性もある．

▶ 81 頁参照

文献　1) Basrani B, et al. *Endodontic Topics*. 2012; **27**: 74-102.
　　　2) Hülsmann M, et al. *Int Endod J*. 2000; **33**(3): 186-193.

Q10 NaOCl と EDTA の交互洗浄を行っても象牙質に影響はないのでしょうか？

A
NaOCl は象牙細管内コラーゲンを溶解して物性に影響を及ぼすが，濃度により変化する．EDTA は無機質に影響を及ぼし，NaOCl → EDTA の順では作用時間によってエロージョンが起こる．したがって，NaOCl では濃度に，EDTA では作用時間に注意が必要である．

▶ 80 頁参照

文献　1) Mai S, et al. *J Dent*. 2010; **38**(3): 201-206.

Q11 根管洗浄でヒポクロアクシデントを起こさないための注意点，また起こしてしまった場合はどのように対処したらよいでしょうか？

A 根管洗浄では，低濃度のヒポクロを使用し，ニードルは27Gよりも小さいサイズを使用する．シリンジはロック式を選択し，作業長より深く根管内に挿入しないようにニードルを曲げ，常に上下動させて洗浄を行う．アクシデントが発生すれば現状を説明して安心させ，鎮痛薬を投与する．疼痛が出た当日は患部を冷やし，翌日からは冷やさない．重篤ではないかぎり抗菌薬の投与は必要ない．

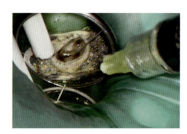

根管洗浄では，ニードルを曲げて，作業長よりも深く根管内に侵入させないようにする

▶ 82, 85 頁参照

文献　1) Hülsmann M, et al. *Int Endod J.* 2000; **33**(3): 186-193.

Q12 根管貼薬剤としてホルムクレゾール（FC）やペリオドンを使用すると，どのような弊害がありますか？

A 微量でもアレルギー反応を起こし，化学物質過敏症やアナフィラキシーショックを誘発する可能性がある．これらは水酸化カルシウム製剤に比べて細胞毒性がかなり高く，使用は推奨されない．もしも使用するのであれば，十分な注意が必要である．

▶ 90 頁参照

文献
1) Lewis BB, et al. *J Am Dent Assoc.* 1981; **103**(3): 429-434.
2) Haïkel Y, et al. *J Endod.* 2000; **26**(9): 529-531.
3) Hauman CH, et al. *Int Endod J.* 2003; **36**(2): 75-85.

Q13 根管充填の方法により結果に差が出るのでしょうか？

A 側方加圧根管充填法と垂直加圧根管充填法では結果に差はないが，垂直加圧根管充填法のほうがオーバーエクステンションは多く見られるので，垂直加圧根管充填法はメインポイントの試適を行える方法を選択するのが良いと考えられる．

▶ 106 頁参照

文献　1) Peng L, et al. *J Endod.* 2007; **33**(2): 106-109.

Initial Treatment の疑問に答える

Q14 根管充填のタイミングはいつでしょうか？

A 根管形成が終了し，できることはすべて達成した時点で，可能なかぎり早期に根管充填すべきである．また，根管内の乾燥が十分できない場合や浸出液の存在は根管充填の時期に影響するが，サイナストラクトは関係ない．

- ☐ 根管形成と根管洗浄は終了しているか
- ☐ 臨床症状はないか，またはかなり軽減しているか
- ☐ 根管内は乾燥できるか
- ☐ 浸出液や出血はないか
- ☐ 見落とし根管はないか

根管充填前のチェック事項

文献
1) European Society of Endodontology. *Int Endod J*. 2006; **39**(12): 921-930.
2) Inamoto K, et al. *J Endod*. 2002; **28**(5): 371-374.

Q15 根管充填後に痛みが出た場合，どのように対処すべきでしょうか？

原因としては，根尖部からのシーラーの微小な溢出による刺激が考えられる．しかし，一過性の可逆的変化と考えられ，7日以内に消失することが多い．ゆえに経過観察を行うことが重要である．

文献
1) Wang C, et al. *Int Endod J*. 2010; **43**(8): 692-697.

Q16 根尖病変を有する歯の治療後に打診痛が残る場合，どのように対処すべきでしょうか？

慢性的な炎症刺激が根尖部に発生すると，隣接する歯の根尖組織にも軸索発芽が誘導される．これにより，病変が治癒した後も打診痛が残ることがある．外傷性神経腫の形成は少ないと考えられるので，再治療はせずに経過観察を行う．

文献
1) Byers MR, et al. *Crit Rev Oral Biol Med*. 1999; **10**(1): 4-39.

Q17 ファイルが破折した場合は除去すべきでしょうか？

A
術前に破折ファイルがある場合は感染の度合いにより，術中にファイルが破折した場合は治療の進捗状況により除去すべきか否かを決定する．除去する場合は，ステージングプラットフォームテクニックが良いと考えられる．また無菌的治療を実践し，最終拡大形成時に破折した場合は，除去しなくても治癒する可能性が十分ある．

▶ 74 頁参照

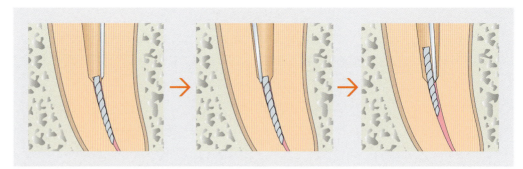

ステージングプラットフォームテクニック

文献
1) Ruddle CJ. *J Endod*. 2004; **30**(12): 827-845.
2) Spili P, et al. *J Endod*. 2005; **31**(12): 845-850.

Q18 パーフォレーションを起こした場合，どのように対処すべきでしょうか？

A
できるだけ早期に修復をする．パーフォレーションの部位は少し治癒に影響を及ぼす．MTAセメントを用いると従来の修復材（S-EBA等）よりも結果は良好である．

▶ 68 頁参照

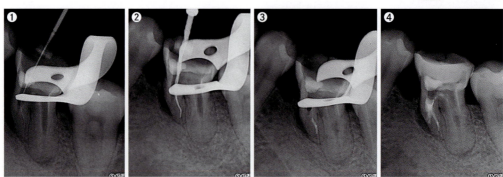

❶近心根管はパーフォレーションを起こしており，本来はS字状に湾曲している．❷レッジを越えて形成．❸オリジナルの根管をガッタパーチャポイントにてプラグ．❹MTAセメントを用いてパーフォレーション部を修復

文献
1) Siew K, et al. *J Endod*. 2015; **41**(11): 1795-1804.
2) Gorni FG, et al. *J Endod*. 2016; **42**(2): 211-215.

COLUMN

NiTi ロータリーファイルのコストと破折

根管形成において時間をかけるべきポイントは，アクセス～ネゴシエーションであると考えている．そして，ぜひとも機械的根管拡大形成には NiTi ロータリーファイルを取り入れて時間の短縮を図ってほしい．NiTi ロータリーファイルを用いれば，機械的根管拡大形成を行う実際の時間は数分程度と考えている．もちろん部位や根管の湾曲，そして根管形態によりもう少し時間がかかる場合もあるが，ほとんどの症例では形成に時間をかけない．

NiTi ロータリーファイルの導入を考えるうえで問題となるのが，そのコストと破折であろう．

(1) NiTi ロータリーファイルのコスト

1本あたりの単価から使用回数によって1回にかかる経費が算出される．保険診療で行っている限り，シングルユースで使い捨てにする臨床家はいないと思うが，20回も30回も使用するとやはり破折は免れない．筆者は，8回使用した後は練習用または再根管治療時のガッタパーチャ除去に使用している．ガッタパーチャ除去に使用する場合のサイズは，臼歯では #25/04 と #25/06 を主に使用し，前歯ではさらに #35/04 ～ #50/04 を追加使用する場合がある．ここでも8回使用する．仮に定価ベースで1本1,500円以下と考えて大臼歯で5本使用すると，ここまでの使用で1回あたりの経費は468円以下となる．前歯で途中のファイルを割愛して拡大号数を上げた場合でも同じくらいの経費で済むと考えている．

(2) 破折に対するエンド用エンジンの選択

エンド用エンジンは，できれば連続回転よりも反復運動の駆動方式のほうが破折に関しては有利であると思われるが，切削効率を考えると連続回転のほうが効率的である．筆者はこの2つの利点を融合させたものを現在は使用している（図1）．そのほか，ツイストエンジンもある．しかし，慣れてくれば連続回転のエンジンでも破折を防ぎながら使用することは可能であるとも考えている．

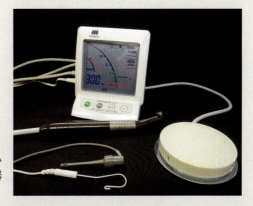

図1 筆者がメインに使っている OTR エンジン（デンタポート，モリタ）
通常は連続回転をするが，設定以上のトルクがかかると90°反時計方向に逆回転し，その後に180°時計方向に回転する．使用時の留意点は，トルクがかかってもすぐに引き抜かないことである．そうすると，再度連続回転に戻ってしまい，器機の利点を利用できない

索引

あ
アクセス························27, 54, 66, 135
アピカルプラグ······················112, 116, 137
アペキシフィケーション······················94, 110
イスムス························27, 40, 50
イニシャルトリートメント·········8, 10, 27, 89, 109
ウォッチワインディングモーション········58, 72, 119
温度診····························14
温熱診····························17

か
解剖学的根尖孔························58, 136
可逆性歯髄炎··························14, 29
隔壁································24
過酸化水素水······················23, 81, 137
カスタムコーンテクニック············108, 110, 137
キャビテーション効果·····················76, 83
偶発症································66, 70
グライドパス·····················58, 62, 74
クラウンダウン形成························60, 74
クラック······················15, 24, 119, 136
クロルヘキシジン···························80
コア用レジン····························24, 127
硬化性骨炎······························14, 29
コロナルリーケージ············24, 30, 88, 96, 102
根管形成····················59, 65, 66, 85, 136
根管形態······························40, 46, 50
根管口··················40, 47, 51, 55, 70, 135
根管充填················27, 86, 102, 112, 139
根管充填用シーラー························104, 113
根管洗浄液·······························78, 81
根管長測定器····························59, 136
根管貼薬剤································88, 138
根尖最狭窄部························58, 61, 109
根尖性歯周炎····························14
根尖膿瘍································14
根尖部周囲組織の診断······················14, 15

さ
再根管治療·······························8, 27
最終洗浄···························81, 83, 86
作業長決定··························27, 54, 58
次亜塩素酸ナトリウム溶液（ヒポクロ）····24, 59, 78, 80, 85, 137
仕上げ形成·······························54, 63
歯髄壊死································14, 28
歯髄の診断······························14, 15
修復処置··························30, 103, 126
術野の消毒·································23
手用ファイル······························62, 70
触診·····································14, 18
シリンジとニードルによる洗浄···············82
水硬性セメント·····························96
水酸化カルシウム製剤············33, 91, 92, 110, 129
髄床底·································40, 55, 66
垂直加圧根管充填·············106, 109, 112, 138
ステージングプラットフォームテクニック·······75, 140
ステップワイズエキスカベーション············31, 32
ストリップパーフォレーション·············56, 74, 76
ストレートラインアクセス···············54, 56, 70
穿通·······················57, 83, 135, 136
側枝·································40, 106
側方加圧根管充填················106, 109, 119, 138

た
対称の法則·······························49
ダウンパック································112, 116
タグバック····················115, 119, 122
打診···································14, 18
超音波チップ·····················47, 56, 64, 135
鎮痛薬···························15, 85, 91
テーパー度コーンテクニック················109, 121
樋状根·································45, 50
疼痛·······················20, 85, 91, 125, 136

な
ネゴシエーション····················57, 70, 135

は
（器具の）破折················56, 60, 71, 74, 140
発育溝·································47, 56
バックパック······················112, 116, 129
抜髄·······································8, 28
パーフォレーション··············55, 66, 68, 141
バランスドフォーステクニック················62
ヒートプラガー·····················17, 113, 115
ヒポクロアクシデント······················85, 138
ファイバーポスト·························128, 131
フィン·································40, 47
不可逆性歯髄炎·····················14, 16, 28
覆髄································29, 30, 66
フルレングス形成··························60, 74
フレアーアップ······················20, 89, 125
プレカーブ································70, 72
プロービング······························14, 18
ポスト·······················127, 129, 132
ホルムアルデヒド製剤························90

ま
無菌的治療················9, 30, 54, 78, 96, 103
メインポイントの試適·····················106, 115

ら
ラバーダム防湿········21, 25, 30, 54, 73, 96, 130
ランドマーク······················55, 67, 135
ルースファイリング·························58, 74
冷温診·································16, 134
レッジ································70, 140

欧文
Buccal Object Rule························15
CWCT···························109, 112, 117
EDTA·················72, 78, 80, 85, 130, 137
EPT（電気的歯髄診）···············14, 16, 134
Lingering Pain····························17, 28
MB2·······························47, 48, 135
MM根····································50, 51
MTA セメント·····················33, 35, 68, 110
NiTi ロータリーファイル············56, 59, 60, 74
PUI·····································83, 86

【著者略歴】

牛窪 敏博
1963年 大阪府に生まれる
1988年 朝日大学歯学部卒業
2001年 東京医科歯科大学大学院医歯学総合研究科歯髄生物学教室修了
2002年 日本歯内療法学会専門医
American Association of Endodontists（アメリカ歯内療法学会）会員
2004年 東京歯科大学歯内療法学教室専攻生
2008年 ペンシルバニア大学歯内療法学教室
インターナショナルエンドドンティックレジデントプログラム卒業

PENN ENDO STUDY CLUB IN JAPAN メンター

U'zデンタルクリニック
〒556-0021　大阪市浪速区幸町1-3-19　昭和綜合管理本社ビル4階
Tel. 06-6567-6181

成功に導くエンドのイニシャルトリートメント
抜髄根管を感染根管にさせない
Evidence & Technique　　　　　　　　ISBN978-4-263-46128-0
2016年11月25日　第1版第1刷発行
2019年4月10日　第1版第2刷発行

著　者　牛窪　敏博
発行者　白石　泰夫
発行所　医歯薬出版株式会社

〒113-8612 東京都文京区本駒込1-7-10
TEL. (03)5395-7634(編集)・7630(販売)
FAX. (03)5395-7639(編集)・7633(販売)
https://www.ishiyaku.co.jp/
郵便振替番号　00190-5-13816

乱丁，落丁の際はお取り替えいたします　　印刷・三報社印刷／製本・皆川製本所
© Ishiyaku Publishers, Inc., 2016. Printed in Japan

本書の複製権・翻訳権・翻案権・上映権・譲渡権・貸与権・公衆送信権（送信可能化権を含む）・口述権は，医歯薬出版（株）が保有します．

本書を無断で複製する行為（コピー，スキャン，デジタルデータ化など）は，「私的使用のための複製」などの著作権法上の限られた例外を除き禁じられています．また私的使用に該当する場合であっても，請負業者等の第三者に依頼し上記の行為を行うことは違法となります．

JCOPY <出版者著作権管理機構　委託出版物>

本書をコピーやスキャン等により複製される場合は，そのつど事前に出版者著作権管理機構(電話03-5244-5088,FAX 03-5244-5089,e-mail:info@jcopy.or.jp)の許諾を得てください．